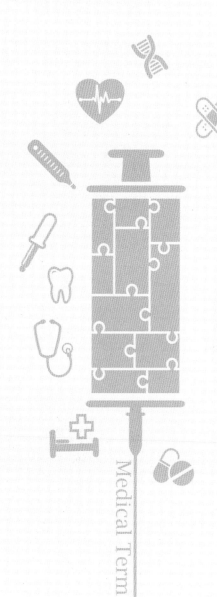

한방에 합격의 지름길로!!

의학용어 문제집

필기시험 문제집

Medical Term

Preface

의학용어는 라틴어로 영어와 달라서 많은 분들이 외우기 쉽지 않다.

하지만 기본적인 규칙을 알게 되면 많은 단어를 쉽게 외울 수 있는 장점도 있다.

국가고시에 대비하여 의학용어는 필수 과목인 중요한 과목으로 문제집을 출간 하게 되었다.

각 chapter별로 만든 문제들은 대한의사협회 의학용어집의 내용들을 기반으로 하였다.

문제에 따른 보기에 기술된 용어들도 숙지하게 되면 많은 용어를 알게 되리라 믿는다.

한 단원마다 수강 후 문제를 풀어보면 많은 도움이 되리라 생각이 되며 많은 분들이 이 문제집으로 인하여 국가고시 합격의 지름길로 가게 되었으면 하는 바 램이다.

2021년 6월
저자 씀

Contents

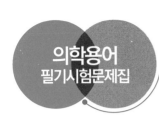
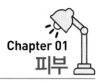

01 다음 중 약어의 내용이 틀린 것은?

① SCC - Sqamous Cellcarcinoma

② DLE - Discoid Lupus Erythematosus

③ SLE - Systrmic Lamp Erythematosus

④ STSG - Split Thickness Skin Graft

⑤ FTSG - Full Thickness Skin Graft

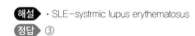 • SLE-systrmic lupus erythematosus
정답 ③

02 건선을 의미하는 용어는?

① pediculosis　　　② pemphigus

③ paronchia　　　④ onychophagia

⑤ psoriasis

 • 건선은 경계가 분명한 은백색의 인설이 생기는 만성질환이다.
정답 ⑤

03 fruncle이 여럿 모여 있는 상태의 피부감염은?

① callus　　　② celluitis

③ dermatitis　　　④ carbuncle

⑤ eczema

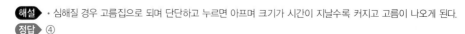 • 심해질 경우 고름집으로 되며 단단하고 누르면 아프며 크기가 시간이 지날수록 커지고 고름이 나오게 된다.
정답 ④

04 방광, 요관을 싸고 있는 세포는?

① calumnar cell ② cuboida cell

③ transitional cell ④ squamous cell

⑤ keratin

> **해설** • calumnar cell–원주상피세포, cuboida cell–입방상피세포
>
> **정답** ③

05 다음 용어에 대한 설명이 틀린 것은?

① bulla - 대수포 ② cicatrix - 물집증

③ ecchymosis - 반상출혈 ④ verruca - 사마귀

⑤ alopecia - 탈모증

> **해설** • cicatrix–흉터
>
> **정답** ②

06 편평상피세포의 증식으로 구강 또는 혀에 비후성의 흰 반점이 생기는 것은?

① leukorrhea ② leukoplakia

③ leukoderma ④ leukolysis

⑤ leukoplakia

> **해설** • 흡연자에게 많이 발생하며 혀의 점막에서 떨어지지 않는 두꺼운 반점의 특징을 가진다.
>
> **정답** ⑤

07 면역기능을 담당하고 피부 호흡을 하는 것을 의미하는 것은?

① lucidm layer ② granula layer

③ horny layer ④ Basal layer

⑤ spinous layer

> **해설** • lucidm layer–투명층, granula layer–과립층, Basal layer–기저층
>
> **정답** ⑤

08 pus가 찬 낭으로 고름을 포함한 융기모양으로 수포와 비슷한 질환은 (   )이다. 괄호안에 알맞은 용어는?

① Erosion ② papule

③ vesicle ④ ulcer

⑤ pustule

해설 • 수포는 장액성 및 장액성 농성의 액체를 포함하여 불규칙한 모양을 하고 있다.
 • 농포는 회백색 또는 황색의 농으로 가득찬 포진을 의미한다.

정답 ③

09 신체의 내면과 외면을 싸고 있는 세포를 의미하는 용어는?

① Epithelium ② Epidermis

③ sebum ④ hair

⑤ nail

해설 • Epidermis(표피), sebum(피지), sebaceous gland(피지선)

정답 ①

10 다음 용어 설명이 틀린 것은?

① scabis - 옴 ② tinea - 백선

③ scarlatina - 성홍열 ④ dermatomycosis - 피부근육증

⑤ scleroderma - 경피증

정답 ④

11 구토를 진정시키는 약은?

① anesthetics ② antiemetics

③ antifungals ④ antihistamines

⑤ antipruritics

해설 • 구토를 진정시키는 약을 진토제라고 한다.

정답 ②

12 표피, 모발, 손에 존재하는 단백질을 의미하는 것은?

① Calumnar cell　　　　② Cuboida cell

③ Transitional cell　　　④ squamous cell

⑤ Keratin

해설 · Calumnar cell-원주상피세포, Cuboida cell-입방상피세포

정답 ⑤

13 german measles와 동의어는?

① measles　　　　　　② checken pox

③ rubella　　　　　　 ④ varicella

⑤ frosbite

해설 · german measles(풍진)

정답 ③

14 다음 중 itching과 동의어는?

① eruption　　　　　　② comodo

③ pruitus　　　　　　 ④ ecchymosis

⑤ xeroderma

해설 · itching(가려움증)

정답 ③

15 drainge나 incision으로 치료할 수 있는 질환은?

① albinism　　　　　　② bites

③ callus　　　　　　　④ abscess

⑤ carbuncle

해설 · 농양은 배농이나 절개로 치료할 수 있다.

정답 ④

16 mole을 의미하는 피부병변을 나타내는 용어는?

① erythema   ② vitiligo   ③ freckle

④ purpura   ⑤ papule

해설 • mole(색소모반, 검은점)
       • papule은 단단한 융기물로 0.5cm 이내 크기로 끝은 뾰족하거나 둥근다.
정답 ⑤

17 각질로 변하는 피부의 가장 바깥층을 의미하는 것은?

① lucidm layer   ② granula layer

③ horny layer   ④ Basal layer

⑤ spinous layer

해설 • lucidm layer-투명층, granula layer-과립층, Basal layer-기저층, spinous layer-유극층
정답 ③

18 Streptococcus pyogenes의 감염으로 피하조직 및 피부에 발생하는 급성 염증성 질환을 의미하는 것은?

① erysipelas   ② tetauns

③ brucellosis   ④ carbuncle

⑤ eczema

해설 • Streptococcus pyogenes(화농성 연쇄구균)의 감염으로 발생하는 급성 염증성 질환은 단독이다.
정답 ①

19 감염 또는 외상으로 조직이 이물에 오염되거나 괴사된 경우 괴사된 조직을 제거하여 감염을 최소화하기 위하여 시행하는 수술은?

① Chemosurgery   ② cryosurgery

③ debridement   ④ cauterization

⑤ electrocautery

해설 • 변연절제술은 괴사된 조직을 제거하는 수술이다.
정답 ③

20 tinea unguium과 동의어는?

① athlete's foot   ② tinea capitis

③ onychomycosis   ④ tinea corporis

⑤ tinea pedis

해설 • tinea unguium(조갑백선)

정답 ③

21 vesicular rash 증상이 없는 질병은?

① chenkenpox   ② herpes simplex

③ insect bites   ④ hand-foot-mouth diseas

⑤ idopathic thrombocytopenic purpura

해설 • vesicular rash(수포성 발진)
• idopathic thrombocytopenic purpura 특발성 혈소판 감소성 자반증은 혈소판이 파괴되어 혈소판 감소증과 출혈되는 경향을 나타내며 뚜렷한 원인을 알지 못하여 특발성 혈소판 감소성 자반증이라고 불린다.

정답 ⑤

22 표피를 지지하는 곳은?

① mast cell   ② subcutaneous tissue

③ sebaceous gland   ④ dermis

⑤ Hair follicle

해설 • mast cell−비만세포, subcutaneous tissue−피하조직, Hair follicle−모낭, sebaceous gland−피지선

정답 ④

23 다른 종의 피부를 이식하는 것을 의미하는 용어는?

① autograft   ② heterograft

③ homograft   ④ dermatoplasty

⑤ Mon's surgery

해설 • 다른 종의 피부를 이식하는 것을 이종이식이라고 한다.

정답 ②

24 serum, pus, blood가 피부 위에서 마른 것을 무엇이라고 하는가?

① crust ② erosion

③ fissure ④ polyp

⑤ bulla

> **해설** • crust(가피)는 피부 표면의 결손부에 생기는 혈장, 농, 혈액이 말라 붙은 것을 의미한다.
> **정답** ①

25 멜라니 색소가 적어져서 생기는 피부병변은?

① erythema ② vitiligo

③ freckle ④ purpura

⑤ papule

> **해설** • erythema-홍반, freckle-주근깨, purpura-자반, papule-구진
> **정답** ②

26 물집의 모양을 하고 있는 병변을 나타내는 용어는?

① vesicle ② polyp

③ urticaria ④ erythema

⑤ papule

> **해설** • polyp-용종, urticaria-두드러기, erythema-홍반, papule-구진
> **정답** ①

27 신경 전달을 차단시켜 감각을 상실 시키는 약은?

① anesthetics ② antiemetics

③ antifungals ④ antihistamines

⑤ antipruritics

> **해설** • 신경 전달을 차단시켜 감각을 상실 시키는 약을 마취제라고 한다.
> **정답** ①

28 scarlet fever에 대한 설명이 틀린 것은?

① 원인균은 없다.

② 아동기에 주로 발생한다.

③ 급성 전염병이다.

④ 주요 증상으로 strawberry tongue을 들 수 있다.

⑤ 경부 림프절이 증대되고 예후는 양호하다.

정답 ①

29 어린이에게 잘 생기며 표피에 국한된 화농성 병변으로 물집은 고름으로 차며 접촉되면 새로운 발진이 생기는 전염성 피부 감염증은?

① pemphigus   ② impetigo

③ pyoderma   ④ bulla

⑤ cicatrix

해설 • 세균에 감염된 결과로 소수포에서 시작되어 큰 물집으로 빠르게 번진다.

정답 ②

30 apocrine gland와 관계가 있는 질환으로 연결된 것은?

가. hyperhidrosis   나. pruitus

나. osmidrosis   라. leukoderma

마. xeroderma

① 가, 나   ② 나, 다

③ 다, 라   ④ 마, 바

⑤ 가, 다

해설 • apocrine gland 아포크린 샘은 피부속에 있는 땀샘으로 hyperhidrosis(다한증)과 osmidrosis(땀 악취증)은 아포크린샘과 관련이 있다.

정답 ⑤

31 다음 중 족부백선을 의미하는 용어는?

① athlete's foot ② tinea capitis

③ onychomycosis ④ tinea corporis

⑤ tinea pedis

해설 ・손바닥, 손가락, 발가락 사이 등에 생기는 백선이다.

정답 ①

32 다음 중 용어의 풀이가 틀린 것은?

① wheal - 팽진 ② hive - 두드러기

③ chickenpox - 홍역 ④ blister - 대수포

⑤ pustule - 농포

정답 ③

33 crust, scale, pruritus을 동반하는 피부 질환은?

① callus ② celluitis

③ dermatitis ④ carbuncle

⑤ eczema

해설 ・crust(가피), scale(인설), pruritus(가려움증)

정답 ⑤

34 tinea와 동의어는?

① ringworm ② scabis

③ pediculosis ④ psoriasis

⑤ pemphigus

해설 ・표재성 진균 감염으로 버짐이라고도 한다.

정답 ①

35 질병으로 인하여 장기간 누워 지내는 환자의 경우 많이 발생하며 압박 받는 피부 부위 혈액 순환 감소로 인하여 생기는 피부 조직이 괴사되는 질환은?

가. erosion

나. bedsore ulcer

다. fissure

라. crust

마. excoriation

① 가

② 나

③ 다

④ 라

⑤ 마

해설 • 질병으로 인하여 장기간 누워 지내는 환자의 경우 많이 발생하며 압박 받는 피부 부위 혈액순환 감소로 인하여 생기는 피부 조직이 괴사되는 질환을 욕창이라고 한다.

정답 ②

36 다음 중 피부의 종양에 속하지 않는 것은?

① melanoma

② sequamous cell carcinoma

③ basal cell carcinoma

④ pigmented nervus

⑤ pediculosis

해설 • 이기생증은 피부의 종양에 해당하지 않는다.

정답 ⑤

37 원인을 알 수 없는 자가면역병으로 피부와 점막에 많은 물집을 생성하는 만성 질환을 무엇 이라고 하는가?

① pediculosis

② pemphigus

③ paronchia

④ onychophagia

⑤ psoriasis

해설 • 천포창의 정확한 진단은 면역형광법을 시행한다.

정답 ②

38 병변이 주위 조직보다 함몰되어 있는 것을 무엇이라고 하는가?

① crust   ② erosion   ③ fissure

④ polyp   ⑤ bulla

> **해설** • fissure(열)은 길게 갈라진 틈을 말한다.
> **정답** ③

39 각질층이 증식, 변화하여 까칠해지고 굳어지는 피부명을 무엇이라고 하는가?

① eczema   ② seborrheic dermatitis

③ actinic dermatitis   ④ keratosis

⑤ leprosy

> **해설** • 각화증에는 광선각화증, 일광각화증, 지루각화증이 있다.
> **정답** ④

40 손발 주위에 있는 조직의 염증을 무엇이라고 하는가?

① pediculosis   ② pemphigus

③ paronchia   ④ onychophagia

⑤ psoriasis

> **정답** ③

41 멜라닌 색소와 관련 있는 질환으로 연결된 것은?

가. xeroderma   나. vitiligo   다. albinism

라. athelia   마. bite

① 가, 나   ② 나, 다   ③ 다, 라

④ 마, 바   ⑤ 가, 다

> **해설** • 백반증과 백색증은 멜라닌 세포의 소실이나 결핍으로 나타나는 질환이다.
> **정답** ②

42 다음 동의어 연결이 틀린 것은?

① alopecia=baldness

② verruca=wart

③ eruption=crust

④ pruritus=itching

⑤ vitiligo=leukoderma

> **해설** • eruption=rach와 동의어이다.
>
> **정답** ③

43 모낭이 막혀서 모낭 개구부가 피지로 막혀 있는 상태는?

① eruption

② hyperhidrosis

③ osmidrosis

④ comodo

⑤ melasma

> **해설** • comodo는 면포 및 여드름이라고 하며 모낭 개구부가 피지로 막혀있는 상태를 의미한다.
>
> **정답** ④

44 혈액공급의 소실로 조직이 죽은 상태를 무엇이라고 하는가?

① gangrene

② embolic

③ ischemia

④ herpes simplex

⑤ impetigo

> **정답** ①

45 보통 이상으로 남달리 땀을 많이 흘리는 증세는?

① eruption

② hyperhidrosis

③ osmidrosis

④ comodo

⑤ melasma

> **해설** • hyperhidrosis을 다한증이라고 하며 체질적인 부분도 있고 갑상선 기능 항진증, 당뇨병, 뇌하수체 기능항진 등의 내분비 질환이나 신경질환으로 나타난다.
>
> **정답** ②

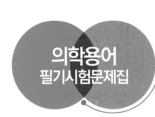
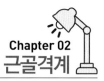

01 관절이나 부러진 뼈를 움직일 때 나는 소리를 의미하는 용어는?

① craniotabes　　　　　　　② craniopathy

③ craniostosis　　　　　　　④ crepitation

⑤ craniosclerosis

해설 · 골절된 뼈의 말단이 마찰을 할 때 나는 소리이다.
정답 ④

02 공기가 차 있는 공간을 가진뼈를 무엇이라고 하는가?

① short bone　　　　　　　② cancellous bone

③ pneumatic bone　　　　　④ sesamoid bone

⑤ sponge bone

해설 · 함기골로는 상악골, 사골, 측두골 등이 해당된다.
정답 ③

03 관절내에서 생긴 uric acid에 의해 발생하며 관절염의 급성 침범 상태인 것을 의미하는
것은?

① osteoarthritis　　　　　　② degeneration arthritis

③ gouty arthritis　　　　　　④ rheumatoid arthritis

⑤ pyogenic arthritis

해설 · 요산이 관절 주위의 조직에 붙어서 관절에 심하게 염증을 발생시키는 질병이다.
정답 ③

04 근육이 뻣뻣해지는 것을 의미하는 것은?

① kyphosis   ② spasm

③ ankylosis   ④ rigidity

⑤ sciatica

> **해설** · 관절이 손상되어 관절 주위의 근육이 수축하는 것이다.
>
> **정답** ④

5 해열제를 의미하는 것은?

① analgesic   ② narcotic

③ febricide   ④ anti-inflammatory

⑤ antifungals

> **정답** ③

6 bone이 일정한 배열을 하여 인체의 기본적인 구조를 이루는 것을 무엇이라고 하는가?

① fascia   ② muscle

③ cartilage   ④ ligament

⑤ skeletal

> **정답** ⑤

7 연골연화증을 의미하는 용어는?

① chondromatosis   ② chrondromalacia

③ chondromyoma   ④ chohdroporosis

⑤ chondritis

> **해설** · 연골연화증은 연골이 약해지는 증상으로 무릎관절 앞쪽에서 발생한다.
>
> **정답** ②

08 아래팔을 내측으로 회전시켜 손등이 앞을 향하도록 하는 운동을 무엇이라고 하는가?

① supination   ② pronation

③ dorsiflexion   ④ planta flextion

⑤ eversion

해설 • 아래팔을 내측으로 회전시켜 손등이 앞을 향하도록 하는 운동을 회내라고 한다.

정답 ②

09 칼슘과 비타민 D의 결핍으로 뼈가 연화되는 질병은?

① osteomalacia   ② osteomyelitis

③ osteoporosis   ④ ostitis

⑤ osteitis deformans

해설 • 뼈에서 칼슘과 인이 소실되어 뼈가 약해지고 부러지기 쉬운 상태를 의미한다.

정답 ①

10 뼈가 부러졌을 때 뼈의 결손 부위에 메워지는 새로 생긴 불완전한 뼈를 무엇이라고 하는가?

① bursitis   ② callus

③ chordoma   ④ sequestrum

⑤ bunion

해설 • 뼈가 부러졌을 때 뼈의 결손 부위에 메워지는 새로 생긴 불완전한 뼈를 가골이라고 한다.

정답 ②

11 관절 만곡증을 의미하는 용어는?

① arthroclisis   ② arthrogryposis

③ arthrosclerosis   ④ arthrodesis

⑤ arthroneuralagia

정답 ②

12 팔다리가 한 개 또는 그 이상으로 선천적으로 없는 질병은?

① anencephalia ② amelia

③ acute compartment syndrome ④ alberts disease

⑤ achondroplasia

해설 • 팔다리가 한 개 또는 그 이상으로 선천적으로 없는 질병은 무지증이다.

정답 ②

13 관절을 지탱해주는 역할을 하는 것은?

① fascia ② muscle

③ cartilage ④ ligament

⑤ skeletal

해설 • 인대는 치밀결합 조직 중 하나로 뼈와 뼈 사이를 연결해주는 섬유성 조직이다.

정답 ④

14 파골세포를 의미하는 용어는?

① osteocyte ② osteoblast

③ osteoclast ④ chondocyte

⑤ chondroblast

해설 • 파골세포는 석회화한 연골과 뼈조직을 녹이는 세포를 의미한다.

정답 ③

15 성장판에서 연골이 장골로 바뀌는 과정의 장애로 난쟁이가 되는 원인이 되는 질병은?

① anencephalia

② amelia

③ acute compartment syndrome

④ alberts disease

⑤ achondroplasia

해설 • 연골무형성증은 성장판에서 연골이 장골로 바뀌는 과정의 장애로 난쟁이가 되는 원인이 되는 질병이다.

정답 ⑤

16 하지를 구성하는 뼈에 속하지 않는 것은?

① olecranon ② tibia

③ femur ④ tarsals

⑤ fibula

해설 · olecranon은 팔꿈치 머리를 의미한다.
정답 ①

17 visceral muscle와 동의어는?

① skeletal muscle ② striated muscle

③ cardiac muscle ④ smooth muscle

⑤ tendom

해설 · visceral muscle=내장근, 불수의근
정답 ④

18 젤리와 유사하며 신체에서 휘어질 수 있는 부분을 이루고 있으며 충격을 완화해주는 역할을 하는 것은?

① cartilage ② periosteum

③ bone marrow ④ ligament

⑤ skin

해설 · 연골은 연골세포와 연골기질로 구성된 조직으로 탄력성이 높아서 완충작용을 하게 된다.
정답 ①

19 골만곡증을 의미하는 용어는?

① myosclerosis ② osteodynia

③ osteocampsia ④ osteopenia

⑤ osteochondriris

해설 · 골만곡증은 뼈가 굽음증이다.
정답 ③

20 두개조기골화를 의미하는 용어는?

① craniotabes ② craniopathy

③ craniostosis ④ crepitation

⑤ craniosclerosis

 ③

21 funnel chest와 동의어는?

① ganglion ② genu varum

③ pectus excavatum ④ myasthenia gravis

⑤ hemarthrosis

해설 • 오목가슴은 선천적인 질병으로 가슴뼈 양쪽의 늑연골이 함몰된 기형이다.
정답 ③

22 osteitis deformans와 동의어는?

① Dupuytrens contracture ② Paget's disease

③ Ewing's tumor ④ myasthenia gravis

⑤ Lou Gehrig disease

해설 • osteitis deformans은 변형성 골염
정답 ②

23 척추 고정술을 의미하는 것은?

① syndesmoplasty ② tendodesis

③ tendodesis ④ spondylosyndesis

⑤ osteoclasis

해설 • 척추 고정술은 척추를 수술적으로 고정시켜 주는 것이다.
정답 ④

24 median nerve가 압박을 받아서 생기는 질환은?

① arthroclisis

② osteoarthritis

③ degeneration arthritis

④ carpal tunnel syndrome

⑤ rheumatoid arthritis

> **해설** • 손목 앞쪽의 수근관이 좁아져서 정중신경이 눌려서 손목터널증후군이 생긴다.
> **정답** ④

25 synovial joint와 동의어는?

① diarthrosis

② amphiarthrosis

③ synarthrosis

④ bursa

⑤ immovable articulation

> **해설** • synovial joint(가동관절)
> **정답** ①

26 관절고정술을 의미하는 용어는?

① arthrectomy

② arthrotomy

③ arthroectomy

④ arhtroplasty

⑤ arthrodesis

> **해설** • 관절고정술은 외상이나 염증으로 관절이 제 기능을 못할 때 하는 수술이다.
> **정답** ⑤

27 신생아가 두개관을 구성하기 위하여 굳기전의 부드러운 막을 무엇이라고 하는가?

① vormer

② coccyx

③ bursa

④ olecranon

⑤ fontanelle

> **해설** • 천문에는 대천문과 소천문이 있다.
> **정답** ⑤

28 flat foot라고 하며 평발을 의미하는 용어는?

① tailpes varus ② tailpes valgus

③ talipes planus ④ talipes calcaneus

⑤ talipes cavus

정답 ③

29 뼈의 표면을 싸고 있으며 결합 조직의 막으로 혈관과 신경이 분포되어 있어 뼈에 영양공급과 재생 역할을 하는 것은?

① cartilage ② periosteum

③ bone marrow ④ ligament

⑤ skin

해설 · 뼈막은 뼈의 표면을 싸고 있으며 결합 조직의 막으로 혈관과 신경이 분포되어 있어 뼈에 영양 공급과 재생 역할을 한다.

정답 ②

30 척추 결핵이라는 질병을 의미하는 것은?

① Parrot's pseudoparalysis ② Dupuytrens contracture

③ Paget's disease ④ Ewing's tumor

⑤ Potts disease

정답 ⑤

31 턱 성형술을 의미하는 것은?

① gnathoplasty ② cranioplasty

③ myoplasty ④ osteoplasty

⑤ osteotomoclasis

정답 ①

32 long bone의 끝을 이루는 부분은?

① epiphyseal line   ② diaphysis

③ epiphysis   ④ metaphysic

⑤ symphysis

해설 • long bone의 끝을 이루는 부분을 골단이라고 한다.

정답 ③

33 신경근 골격질환을 진단하는 것은?

① electroencephalogram   ② electrocardiogram

③ electroanastomosis   ④ electromyogram

⑤ electrocautary

해설 • 신경근 골격질환을 진단하는 것은 근전도이다.

정답 ④

34 두개의 뼈가 함께 위치하는 지점을 무엇이라고 하는가?

① cartilage   ② periosteum

③ bone marrow   ④ ligament

⑤ articulation

정답 ⑤

35 관절의 경직된 상태를 의미하는 것은?

① anencephalia   ② amelia

③ ankylosis   ④ alberts disease

⑤ achondroplasia

해설 • 관절의 경직된 상태를 관절굳음증이라고 한다.

정답 ③

36 근육을 무리하게 사용함으로써 초래된 좌상은?

① strain   ② spasm

③ ankylosis   ④ rigidity

⑤ sciatica

정답 ①

37 힘줄과 뼈 사이에 존재하는 섬유성 주머니로 마찰력 감소와 완충작용을 하는것은?

① synovial cavity   ② bursa

③ articular cavity   ④ ligament

⑤ tendom

해설 · 윤활주머니는 힘줄과 뼈 사이에 존재하는 섬유성 주머니로 마찰력 감소와 완충작용을 한다.
정답 ②

38 hunch back와 동의어는?

① kyphosis   ② spasm

③ ankylosis   ④ rigidity

⑤ sciatica

해설 · hunch back＝곱추
정답 ①

39 사지를 절단하고 난 후에 남아있는 끝 부분을 무엇이라고 하는가?

① amputation   ② stump

③ cramp   ④ replantation

⑤ exostosis

정답 ②

40 몸통과 다리를 연결하는 한쌍의 큰 뼈로 골반을 형성하는 것을 무엇이라고 하는가?

① ischium   ② coxa

③ ilium   ④ pubis

⑤ sacrum

> **해설** ▸ 고관절은 몸통과 다리를 연결하는 한쌍의 큰 뼈로 골반을 형성하는 것을 의미한다.
> **정답** ② ②

41 근이영양증을 의미하는 용어는?

① myeloma   ② myodystrophia

③ myoma   ④ rhabdomyoma

⑤ myoblastoma

> **해설** ▸ 근이영양증은 유전적인 질환으로 근육이 점점 약해져서 보행이 곤란하고 호흡 근육도 약화되는 특징을 가진 질환이다.
> **정답** ② ②

42 내반슬을 의미하는 용어는?

① hallux varus   ② hallux valgus

③ knock knew   ④ genu varum

⑤ genu valgum

> **해설** ▸ 내반슬은 무릎이 안쪽으로 휘어져서 오다리라고도 한다.
> **정답** ④ ④

43 두 골단과 관절낭 사이에 형성된 공간을 무엇이라고 하는가?

① synovial cavity   ② bursa

③ articular cavity   ④ ligament

⑤ tendom

> **정답** ① ①

44 pneumatic bone에 해당하는 것은?

① scapula
② vertebra
③ ilium
④ maxilla
⑤ patella

 해설 ・함기골은 강이나 동에 공기로 채워진 뼈를 의미하며 상악골, 측두골, 사골 등이 해당된다.
정답 ④

45 기운목을 의미하는 용어는?

① tremor
② ischemic contraction
③ tenosynovitis
④ tophus
⑤ torticollis

해설 ・기운목은 목근육의 문제로 머리가 한쪽으로 기우는 증상이다.
정답 ⑤

46 합지증을 의미하는 용어는?

① synechia
② syndactylism
③ synostosis
④ synovitis
⑤ syncope

해설 ・합지증은 오리발처럼 손가락들이 붙어있는 것으로 선천성 기형이다.
정답 ②

47 안압 상승으로 인한 안와하벽 골절을 의미하는 용어는?

① colle's fracture
② blow - out fracture
③ depressed fracture
④ greenstic fracture
⑤ impacted fracture

 해설 ・안압 상승으로 인한 안와하벽 골절을 안와외파열골절이라고 한다.
정답 ②

48 ischemic contraction에 대한 동의어는?

① Parrot's pseudoparalysis   ② Dupuytrens contracture

③ volkmann's contracture   ④ Ewing's tumor

⑤ Potts disease

정답 ③

49 뼈와 뼈를 연결하는 섬유성 조직은?

① synovial cavity   ② bursa

③ articular cavity   ④ ligament

⑤ tendom

해설 · 뼈와 뼈를 연결하는 섬유성 조직을 인대라고 한다.
정답 ④

50 척추가 옆으로 굽어진 변형을 나타내는 질환은?

① lordosis   ② kyphosis

③ scoliosis   ④ spondylitis

⑤ spondylosis

해설 · 척추측만증은 척추가 C자형이나 S자형으로 굽어진 변형을 나타내는 질환이다.
정답 ③

51 인대에 관련하여 하는 수술은?

① bursectomy   ② tenorrhaphy

③ syndesmoplasty   ④ arthrodesis

⑤ bunionectomy

정답 ③

52 spondylosyndesis와 동의어는?

① avascular necrosis ② arthrosclerosis

③ ankylosis ④ ankylosing spondylitis

⑤ arthroneuralagia

> **해설** • 강직성 척추염은 척추에 염증이 생기고 움직임이 둔해지는 병이다.
> **정답** ④

53 골수에 생기는 악성 종양은?

① Ewing's tumor ② giant cell tumor

③ chondrosarcoma ④ multiple myeloma

⑤ osteochondroma

> **정답** ④

54 cruciate ligament가 위치하는 곳은?

① sholuler ② ankle

③ foot ④ elbow

⑤ knee

> **정답** ⑤

55 Lou Gehrig disease와 동의어는?

① hyperkinesia ② hyperosteosis

③ hypertrophy ④ hypotonia

⑤ amyotrophic lateral sclerosis

> **해설** • 근위축성 측삭경화증은 운동신경계의 퇴행성 질환이다.
> **정답** ⑤

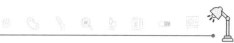
56 죽은 뼈 조직을 의미하는 용어는?

① bursitis   ② callus

③ chordoma   ④ sequestrum

⑤ bunion

> 해설 • 부골은 만성 골수염에서 발생하며 뼈의 오랜 염증으로 괴사되어 떨어져 나온 부분을 의미한다.
> 정답 ④

57 불완전탈구를 의미하는 용어는?

① strain   ② malunion

③ dislocation   ④ subluxation

⑤ sprain

> 정답 ④

58 손가락이나 발가락이 굽어있는 변형을 의미하는 용어는?

① coxarthritis   ② coxitis

③ clinodactyly   ④ coxa valga

⑤ camptodactyly

> 해설 • 손가락이나 발가락이 굽어있는 변형을 굴지증이라고 한다.
> 정답 ⑤

59 palma fascia contracture으로 인하여 손가락 운동이 제한되고 손바닥을 완전히 펴지 못하는 질병은?

① Dupuytrens contracture   ② frozen shoulder

③ ganglion   ④ genu varum

⑤ myasthenia gravis

> 해설 • palma fascia contracture(손바닥 근막 구축)
> 정답 ①

60 acetylcholine의 부족으로 생기는 질환은?

① ganglion

② genu varum

③ pectus excavatum

④ myasthenia gravis

⑤ hemarthrosis

해설 • 중증근육무력증은 아세틸콜린의 부족과 콜린에스테라아제의 과잉으로 생긴다.

정답 ④

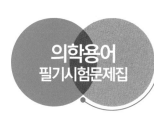
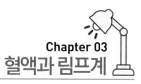

01 혈액을 뽑아내기 위하여 vein을 puncture 하거나 incision하는 것은?

① otomycosis
② keratotomy
③ aneurysmotomy
④ phlebotomy
⑤ fasiotomy

해설 · 정맥절개술은 정맥에서 혈액을 채취하는 것이다.
정답 ④

02 수술 후 혈전증을 막는데 쓰는 혈액응고를 막는 작용을 하는 것은?

① hemoglobin
② hematopoiesis
③ acetylcholine
④ heparin
⑤ glycine

해설 · 헤파린은 혈액응고를 막는 작용을 한다.
정답 ④

03 혈액응고 기전 순서가 맞는 것은?

가. fibrin
나. thrombin
다. prothrombin
라. fibrinogen
마. thromboplastin

① 가-나-다-라-마
② 마-다-나-라-가
③ 나-다-마-라-가
④ 마-가-나-다-라
⑤ 라-가-다-나-마

정답 ③

04 자가면역에 의해 발생하며 혈소판 부족으로 인해 피부 아래로 생기는 자반증은?

① bullosa purpura

② purpura haematorrhagica

③ purpura idopathic thrombocytopenia

④ purpuraallergica

⑤ purpura erythematosa

정답 ③

05 여러 조직 및 장기에 다량의 철분이 침착하여 각 장기의 조직이 손상되고 섬유종이 생기는 질병은?

① hemoconcentration　　　　② hemocatheresis

③ hemoclasis　　　　　　　④ hemocoagluation

⑤ hemochromatosis

해설 ・혈색소증은 유전적 원인으로 과량의 철이 체내에 많이 흡수되는 질환이다.

정답 ⑤

06 바이러스 감염에 의하여 나타나는 감염병의 일종으로 단핵세포들이 증가하는 질환은?

① leukemia　　　　　　　② leukocytosis

③ mononucleosis　　　　　④ myelodysplasia

⑤ macrocytosis

정답 ③

07 혈관 수축제를 의미하는 것은?

① Vasoconstrictor　　　② hemostatic　　　③ vasodilator

④ vasopressin　　　　⑤ vasomotor

정답 ①

08 erythrocyte에 다량으로 들어있는 색소단백질은?

① reticulocyte
② hemoglobin
③ acetylcholine
④ lipofuscin
⑤ glycine

해설 • 헤모글로빈은 적혈구 속에 다량으로 들어있는 색소 단백질이다.
정답 ②

09 비타민 B12 흡수가 안되어 생기는 빈혈은?

① hemolytic anemia
② pernicious anemia
③ aplastic anemia
④ silderblastic anemia
⑤ iron deficiency anemia

해설 • 악성빈혈은 거대적혈모구 빈혈의 일종이다.
정답 ②

10 다음 약어 풀이가 틀린 것은?

① AML - Acute Myeloid Leukemia
② CML - Chronic Myeloid Leukemia
③ ALL - Acute Lympatic Leukemia
④ CLL - Chronic Lympatic Leukemia
⑤ NHL - Natural Hodgkin Lymphoma

정답 ⑤

11 혈액이 몇 분에 응고되는지 체크하는 검사는?

① plasmapheresis
② erythrocyte sedimentation
③ differential count
④ completeblood count
⑤ prothrombin time

정답 ⑤

12 혈액속에서 혈구가 만들어지는 과정을 무엇이라고 하는가?

① hematocele　　　　　　② hematozemia

③ hematopoiesis　　　　　④ hematemesis

⑤ hematocrit

> **해설** • 혈액속에서 혈구가 만들어지는 과정을 조혈이라고 한다.
> **정답** ③

13 국소적으로 혈관인 동맥내를 흐르는 혈액량이 늘어나고 있는 상태를 의미하는 것은?

① hyperemia　　　　　　② hemorrhage

③ hemoclasis　　　　　　④ hemocoagluation

⑤ hemochromomatosis

> **해설** • 국소적으로 혈관인 동맥내를 흐르는 혈액량이 늘어나고 있는 상태를 충혈이라고 한다.
> **정답** ①

14 혈액내 혈수판 수의 비정상적인 감소로 응고부전을 일으키는 출혈성 질환은?

① pancytopenia　　　　　② leukocytopenia

③ thrombocytopenia　　　④ erythropenia

⑤ erythroblastosis fetalis

> **해설** • 혈소판 감소증은 혈액내 혈수판 수의 비정상적인 감소로 응고부전을 일으키는 출혈성 질환이다.
> **정답** ③

15 혈액의 기능이 아닌 것은?

① 호르몬 운반　　　　　　② 산소공급

③ 체온조절　　　　　　　④ 지혈작용

⑤ 지방운반

> **해설** • 지방을 운반하는 것은 림프의 기능이다.
> **정답** ⑤

16 태아와 산모의 Rh인자 부적합으로 생기는 질병은?

① erythrocytosis ② erythroblastosis fetalis

③ erythropenia ④ poikilocytosis

⑤ eosinophilia

정답 ②

17 미성숙 적혈구가 증가하는 질환은?

① polycythemia ② reticulocytosis

③ polydystrophy ④ polydipsia

⑤ polyangitis

해설 • 망상적혈구증가증은 미성숙 적혈구가 증가하는 질환이다.

정답 ②

18 phlebotomy로 치료할 수 있는 질환은?

① polycythemia ② polyangitis

③ polydystrophy ④ polydipsia

⑤ venosclerosis

해설 • 정맥절개술로 치료할 수 있는 질환은 적혈구 증가증인 경우이다.

정답 ①

19 림프절이 커진 상태를 의미하는 것은?

① lymphadenopathy ② lymphocytosis

③ lymphocytopenia ④ lymphoadenoma

⑤ lymphangioma

해설 • 림프절종은 림프절의 염증으로 림프절이 커진 상태이다.

정답 ①

20 (   )이 부족하면 hemophila이 되는가?

① lymphocyte   ② neutrophil

③ erythrocyte   ④ basophil

⑤ platelet

정답 ⑤

21 다음과 같은 특징을 가진 것은?

- 단층 편평세포로 이루어져 있다.   - 많은 판막이 있다.
- blindend vessel을 가지고 있다.   - 단백질과 이물질을 흡수한다.

① lympatic capillary   ② erythrocyte

③ platelet   ④ neutrophil

⑤ basophil

정답 ①

22 혈액의 모든 종류의 세포수가 비정상적으로 감소하는 증상을 무엇이라고 하는가?

① leukemia   ② Hodgkin's disease

③ neurophillia   ④ multiple myeloma

⑤ pancytopenia

해설 • 혈액의 모든 종류의 세포수가 비정상적으로 감소하는 증상을 범혈구 감소증이라고 한다.

정답 ⑤

23 T-cell을 생산하며 신체면역반응에 유지하는 것은?

① spleen   ② lymph node   ③ Liver

④ thymus   ⑤ bone-marrow

정답 ④

24 타박상으로 인하여 반점이 보통 1~2cm 정도로 청색 또는 자색으로 나타나는 출혈의 형태는?

① hemoconcentration　　　② congestion

③ ecchymosis　　　④ hemophilia

⑤ venosclerosis

> **해설** · 반상출혈은 피하 밑에 일어나는 작은 출혈이다.
> **정답** ③

25 적혈구가 생성이 되어 제대로 된 수명기간을 채우지 못하고 과도하게 파괴되어 생기는 빈혈은?

① hemolytic anemia　　　② pernicious anemia

③ aplastic anemia　　　④ silderblastic anemia

⑤ iron deficiency anemia

> **해설** · 용혈성 빈혈은 적혈구가 생성이 되어 제대로 된 수명기간을 채우지 못하고 과도하게 파괴되어 생기는 빈혈이다.
> **정답** ①

26 형질세포종이라고도 하며 소변에서 벤스죤스단백질이 검출되며 다발성 원발성 뼈종양을 의미하는 것은?

① leukemia　　　② Hodgkin's disease

③ neurophillia　　　④ multiple myeloma

⑤ pancytopenia

> **해설** · 다발골수종은 골수에 발생하는 악성 종양이다.
> **정답** ④

27 다음 중 악성 빈혈을 의미하는 용어는?

① hemolytic anemia　　　② pernicious anemia

③ aplastic anemia　　　④ sickle cell anemia

⑤ iron deficiency anemia

> **정답** ②

28 목 림프절에서 시작하여 림프절이 점점 커지는 림프절 신생물 질환으로 주로 청소년 층에 빈발하여 Sternberg cell이 나타나는 질환은?

① leukemia

② Hodgkin's disease

③ Parkin's disease

④ leukocytosis

⑤ macrocytosis

> **해설** • 호지킨병은 악성 림프종이다.
> **정답** ②

29 다음 용어의 내용이 틀리게 연결된 것은?

① anisocytosis - 부동세포증

② hemophilia - 혈우병

③ agranulocyte - 무세포증

④ bubo - 가래톳

⑤ reticulocytosis - 망상 적혈구 증가증

> **정답** ③

30 세균감염의 원인이거나 무제한적으로 백혈구의 수가 지속적으로 많은 상태를 무엇이라고 하는가?

① leukostasis

② leukoderma

③ leukoblastosis

④ leukocytosis

⑤ leukoplakia

> **해설** • 백혈구 증가증은 백혈구 수가 2배 이상 증가한 상태이다.
> **정답** ④

31 호산구 증다증을 의미하는 용어는?

① erythrocytosis

② granulocytosis

③ hemochromomatosis

④ poikilocytosis

⑤ eosinophilia

> **해설** • 호산구 증가증은 말초혈액 중 호산구가 증가한 상태를 의미한다.
> **정답** ⑤

32 장기나 조직에 혈전이나 이물로 인하여 정맥의 피가 몰려 있는 증상을 무엇이라고 하는가?

① hemoconcentration ② congestion

③ venoconstriction ④ venoperitoneostomy

⑤ venosclerosis

 ·울혈은 장기나 조직에 혈전이나 이물로 인하여 정맥의 피가 몰려 있는 상태를 의미한다.

정답 ②

33 적혈구 감소증을 의미하는 용어는?

① erythrocytosis ② granulocytosis

③ erythropenia ④ poikilocytosis

⑤ eosinophilia

정답 ③

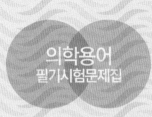

의학용어
필기시험문제집

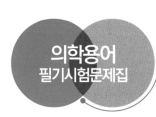
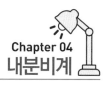

01 왜소증이라고 하며 growth hormone과 관련된 질환은?

① pituitary dwarfism   ② myxedema

③ panhypopituitarism   ④ phecromocytoma

⑤ neuroblastoma

해설 ・왜소증은 성장호르몬의 영향으로 생긴다.
정답 ①

02 moon face, buffalo hump, hypertension의 증상을 나타내며 adrenocortical hormone의 분비가 항진되어 발생하는 질병은?

① Addison's disease   ② Cushing syndrome

③ acromegaly   ④ exophthalmus

⑤ goiter

정답 ②

03 수질종양으로 다량의 epinephrine, norepinephrine 분비가 많은 것이 원인으로 발작성 고혈압을 일으키는 질환은?

① pituitary dwarfism   ② myxedema

③ panhypopituitarism   ④ pheochromocytoma

⑤ neuroblastoma

해설 ・갈색세포종은 부신수질에 발생하는 종양이다.
정답 ④

04 다음 중 호르몬의 생리적 특성과 작용의 내용이 틀린 것은?

가. 미량으로 강력한 효력을 내는 유기물질이다.

나. 과다, 과소에 의해 특이 증상이 있다.

다. 갑상선 호르몬을 경구투여시 효과가 없다.

라. 내부 환경에 대한 항상성을 유지한다.

마. 여러 대사 과정을 변화시키고 조절한다.

① 가   ② 나

③ 다   ④ 라

⑤ 마

정답 ③

05 스트레스를 받으면 다량으로 분비되는 호르몬은?

① somatotropin   ② prolactin hormone

③ oxytocin   ④ follicle stimulating hormone

⑤ adrenocorticotrophic hormone

해설 • 부신피질자극 호르몬은 뇌하수체 전엽에서 생성 분비된다.

정답 ⑤

06 antidiuretic hormone의 과소분비로 polyuria, polydipsia의 증상을 나타내는 질환은?

① Addison's disease

② Cushing syndrome

③ diabetes inspidus

④ insulin-dependent diabetesmellitus

⑤ goiter

해설 • 요붕증은 비정상적으로 많은 양의 소변을 자주 보게 되어 물을 많이 마시게 된다.

정답 ③

07 뇌하수체 전엽 호르몬의 분비 이상 때문에 발생하는 질환이 아닌 것은?

① panhypopituitarism
② SIADH
③ acromegaly
④ dwarfism
⑤ gigantism

정답 ②

08 fertilization된 ovum가 uterus에 implantation 되도록 하는 호르몬은?

① testosterone
② estrogen
③ serotonin
④ vasopression
⑤ progesterone

해설 ・여성 호르몬으로 난소의 황체에서 분비되는 호르몬을 의미한다.
정답 ⑤

09 hyperglycemia, fainting, convulsion의 증상을 나타내는 질환으로 췌장과 관련있는 질환은?

① hypocalcemia
② Hashmoto's thyroiditis
③ hyperinsulinism
④ hyperparathyroidism
⑤ goiter

해설 ・과인슐린증은 저혈당 증상을 보인다.
정답 ③

10 hypothyroidism으로 소아에게 발생하는 선천질환은?

① Graves disease
② myxedema
③ cretinism
④ Basedows disease
⑤ neuroblastoma

해설 ・myxedema도 hypothyroidism으로 발생하지만 어른에게 발생한다.
정답 ③

11 adenohypophysis에 속하는 호르몬이 아닌 것은?

가. TSH 나. FSH 다. LH

라. ADH 마. PRL

① 가 ② 나 ③ 다

④ 라 ⑤ 마

정답 ④

12 hypophysis와 동의어는?

① pineal gland ② pituitary gland

③ thymus ④ cushing's syndrome

⑤ galactorrhea

정답 ②

13 부갑상선 호르몬의 과소분비로 나타나며 근육경련이 심한 질환은?

① myxedema ② Hashmoto's thyroiditis

③ tetany ④ osteitis fibrosa cystica

⑤ osteoporosis

해설 • 부갑상선 호르몬의 과소분비로 나타나며 근육경련이 심한 질환은 혈액속의 칼슘이 저하가 원인으로 발생한다.

정답 ③

14 사춘기까지 분비되며 뼈의 성장을 촉진시키는 호르몬은?

① somatotropin ② prolactin hormone

③ oxytocin ④ follicle stimulating hormone

⑤ adrenocorticotrophic hormone

해설 • 사춘기까지 분비되며 뼈의 성장을 촉진시키는 호르몬은 성장 호르몬이다.

정답 ①

15 부갑상샘 호르몬의 과다분비로 생기는 질병은?

① hypoparathyroidism　　　　② Hashmoto's thyroiditis

③ hyperinsulinism　　　　　　④ osteitis fibrosa cystica

⑤ goiter

정답 ④

16 갑상선 분비과다인 자가면역질환으로 exophthalmos, goiter, tachycadia의 증상을 나타내는 질병은?

① Graves disease　　　　　② myxedema

③ cretinism　　　　　　　　④ osteitis fibrosa cystica

⑤ neuroblastoma

해설 · 갑상선 분비과다인 자가면역질환으로 exophthalmos, goiter, tachycadia의 증상을 나타내는 질병은 자가면역 질환이다.

정답 ①

17 estrogen과 progesterone의 호르몬을 낮추는 역할을 하는 호르몬은?

① somatotropin　　　　　　② prolactin hormone

③ oxytocin　　　　　　　　④ follicle stimulating hormone

⑤ adrenocorticotrophic hormone

정답 ②

18 남성 호르몬이 줄어들고 여성 호르몬의 영향이 커져서 가슴이 여성화되어 커지는 질환은?

① gynecomastia　　　　　　② galactorrhea

③ acromegaly　　　　　　　④ hirsutism

⑤ goiter

해설 · 남성 유방은 사춘기 전까지는 여성의 유방과 유사하지만 사춘기부터 젖 샘조직이 발달하지 않는다. 남성의 유방도 에스트로겐이 과도할 경우 유방이 확장될 수 있다.

정답 ①

19 혈당을 올리는 약을 의미하는 것은?

① antibiotics

② antiarrthythmic drug

③ antihypoglycemic

④ antianemic

⑤ antianxiety

정답 ③

20 다음 중 neurohypophysis에 속하는 호르몬은?

가. antidiuretic hormone   나. melanocyte stimulating hormone

다. prolactin hormone   라. oxytocin

마. growth hormone

① 가   ② 나

③ 다   ④ 라

⑤ 마

정답 ①

21 부신피질 종양으로 amenorrhea, hirsuitism, acne 등의 증상을 나타내는 질환은?

① Addison's disease

② Cushing syndrome

③ anxiety syndrome

④ Syndrome of inapporate antidiuretic hormone

⑤ adrenogenital syndrome

정답 ⑤

22 다음 중 hyperthyroidism으로 오는 질병으로 구성된 것은?

가. Graves disease 나. basedows disease

다. exophthalimic goiter 라. myxedema

마. cretinism

① 나, 다, 라 ② 다, 라, 마 ③ 가, 라, 마

④ 나, 라, 마 ⑤ 가, 나, 다

해설 · hyperthyroidism(갑상선항진증)
정답 ⑤

23 progesterone의 호르몬 분비를 자극하고 ovulation을 일으키는 호르몬은?

① luteinizing hormone ② prolactin hormone

③ oxytocin ④ follicle stimulating hormone

⑤ adrenocorticotrophic hormone

정답 ①

24 유즙이 과다 분비되는 질환은?

① genocomastia ② galactorrhea ③ acromegaly

④ hirsutism ⑤ goiter

해설 · 젖 흐름증은 임신 또는 출산이 동반되지 않으면서 유즙이 과다 분비되는 질환이다.
정답 ②

25 kidney에서 water absorption을 촉진시켜 체내에 수분의 양을 늘려 blood pressure을 상승시키는 역할을 하는 호르몬은?

① luteinizing hormone ② prolactin hormone

③ oxytocin ④ antidiuretic hormone

⑤ adrenocorticotrophic hormone

정답 ④

26 thyrotoxicosis와 동의어인 것은?

① Graves disease　　② myxedema

③ cretinism　　④ Basedows disease

⑤ neuroblastoma

 • 갑상선 중독증은 갑상선 호르몬의 과잉으로 생기는 질병이다.

정답 ④

27 뇌하수체 절제술을 의미하는 것은?

① gonadectomy　　② parotidectomy

③ endarterectomy　　④ hypophysectomy

⑤ pinealectomy

정답 ④

28 T3, T4, calcitonin을 분비하는 호르몬은?

① luteinizing hormone

② thyroid hormone

③ oxytocin

④ antidiuretic hormone

⑤ adrenocorticotrophic hormone

정답 ②

29 growth hormone의 과다분비로 인하여 발생하는 질병은?

① Addison's disease　　② Cushing syndrome

③ acromegaly　　④ exophthalmus

⑤ goiter

해설 • 말단비대증은 손, 발, 턱 등 신체부분의 말단이 비대해지는 질병이다.

정답 ③

30 simmond's disease와 동의어는?

① pituitary dwarfism   ② myxedema

③ panhypopituitarism   ④ phecromocytoma

⑤ neuroblastoma

해설 • 범뇌하수체저하증은 뇌하수체 전엽 기능이 낮아진 경우에 발생한다.
정답 ③

31 수면과 관련이 있는 것은?

① calcitonin   ② melatonin   ③ serotonin

④ vasopression   ⑤ aldosterone

정답 ③

32 다음 중 hypothyroidism으로 생기는 질병은?

① Graves disease   ② myxedema

③ acromegaly   ④ Basedows disease

⑤ neuroblastoma

해설 • hypothyroidism - 갑상선 기능저하증
정답 ②

33 adrenal cortex가 저하되고 hypotension, weight loss, anorexia의 증상을 나타내는 질환은?

① Addison's disease

② Cushing syndrome

③ anxiety syndrome

④ Syndrome of Inapporate Antidiuretic Hormone

⑤ Carpal tunnel syndrome

해설 • 부신피질 호르몬 부족으로 발생하는 질병이다.
정답 ①

34 다음의 연결이 잘못된 것은?

① diabetes - pancreas

② adrenaline - adrenal medulla

③ Addison's disease - adrenal cortex

④ simmond's disease - adenohypophysis

⑤ virilism - neurohypophysis

 ⑤

35 thyroid gland의 기능 장애로 요오드가 부족하여 thyroid gland가 커진 질환은?

① genocomastia ② galactorrhea

③ acromegaly ④ hirsutism

⑤ goiter

 • 갑상선종은 갑상선이 비대해진 상태이다.

정답 ⑤

36 pregnancy한 경우 분비되는 호르몬은?

① human chorionic gonadotropis hormone

② estrogen

③ serotonin

④ vasopression

⑤ progesterone

정답 ①

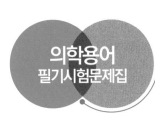
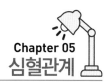

01 심장의 심장근 수축력을 증가시키는 약물은?

① antiarrhythmic　　　　　　② antianginal

③ cardiotonic　　　　　　　　④ antihypertensive

⑤ anticoagulant

> **해설** ▶ • 강심제는 심장의 심장근 수축력을 증가시킨다.
> **정답** ▶ ③

02 heart block일 때 사용하는 장치는?

① defibrillator

② cardiopulmonary resuscitation

③ cardiac monior

④ thrombolytic therapy

⑤ pacemaker

> **해설** ▶ • heart block일 때 심장박동기를 이용하여 전기적 자극으로 심장 수축을 유도한다.
> **정답** ▶ ⑤

03 동맥에 콜레스테롤이 쌓여서 동맥혈관이 좁아지며 혈액이 조직 말단까지 충분히 도달되지 않아서 조직이 괴사할 수도 있고 동맥의 탄력성이 소실되는 질환은?

① acrocyanosis　　　　　　② aneurysm

③ arrhythmia　　　　　　　④ aortic stenosis

⑤ arteriosclerosis

> **해설** ▶ • 동맥경화증은 동맥에 콜레스케롤 침착으로 동맥이 굳어져 동맥이 비후되는 질환이다.
> **정답** ▶ ⑤

04 심장을 둘러싸고 있어서 마찰을 완화하여 주고 보호해주는 주머니를 무엇이라고 하는가?

① endocardium
② myocardium
③ pericardium
④ epicardium
⑤ septum

정답 ③

05 pericardial fluid로 채워져 있는 곳은?

① parietal pericardium
② pericardial cavity
③ visceral pericardium
④ epicardium
⑤ myocardium

정답 ②

06 stroke에 대한 내용으로 틀린 것은?

① 혈전증, 뇌혈관 경련이 원인이 될 수 있다.
② 당뇨가 위험요인이 될 수 있다.
③ cerbral hemorrhage와는 관계가 없다.
④ 현기증과 두통, 혼수의 증상이 나타난다.
⑤ 심장질환, 고혈압이 원인이 될 수 있다.

정답 ③

07 heparin을 사용하여 혈전성 정맥염을 치료할 때 사용하는 약물은?

① antiarrhythmic
② antianginal
③ cardiotonic
④ antihypertensive
⑤ anticoagulant

정답 ⑤

08 다음 중 tetralogy of Fallot의 장애가 아닌 것은?

① pulmonary stenosis
② atrial septal defect
③ ventricular septal defect
④ malposition of aorta
⑤ right ventricular hypertrophy

해설 • tetralogy of Fallot은 폐순환의 장애로 cyanosis를 일으킨다.
정답 ②

09 심낭에 액체가 축척되어 생기는 심장의 압박을 무엇이라고 하는가?

① cardiac arrest
② cardiac tamponade
③ chronic ischemic heart disease
④ cardiomegaly
⑤ claudication

해설 • 심장 압전은 심낭에 액체가 축척되어 생기는 심장에 압박이 생기는 것이다.
정답 ②

10 좁아지거나 폐쇄된 혈관으로 인해 혈류가 감소되는 것은?

① mitral valve prolapse
② myocardial infarction
③ phlebectasia
④ pericarditis
⑤ perfusion defect

해설 • 관류결핍은 좁아진 혈관으로 혈류가 감소되는 것이다.
정답 ⑤

11 arrhythmia를 치료할 때 사용되는 장치는?

① defibrillator
② cardiopulmonary resuscitation
③ cardiac monior
④ thrombolytic therapy
⑤ cardiac massage

해설 • 부정맥을 치료하는 것은 제세동기이다.
정답 ①

12 심장을 좌우 영역으로 나누는 것은 (   )이라 하고 혈류를 일정한 방향으로 유지하기 위해 (   )이 개폐된다. 다음 (   )안에 알맞은 용어는?

① septum   ② valve   ③ endocardium

④ septum, valve   ⑤ septum, myocardium

정답 ④

13 산소는 많고 CO_2 적은 곳은?

① right atrium   ② right ventricle

③ left ventricle   ④ tricuspid valve

⑤ chordae tendinae

정답 ③

14 constrictive pericarditis 일 때 해줄 수 있는 수술은?

① valvuloplasty   ② pericardiectomy

③ angioplasty   ④ phlebotomy

⑤ sympathectomy

해설 · 교착성 심낭염일 때 심낭절제술이다.
정답 ②

15 심실로 혈액이 역류하는 것을 막아주는 역할을 하는 반월판을 가지고 있는 곳은?

가. mitral valve   나. tricuspid valve

다. pulmonic valve   라. aortic valve

① 가, 다   ② 가, 나   ③ 나, 다

④ 다, 라   ⑤ 가, 라

정답 ④

16 탄력성 동맥의 내층에 지방과 콜레스테롤로 이루어지는 죽종이 생기는 질병은?

① atherosclerosis

② arteriosclerosis

③ acrocyanosis

④ arteritis

⑤ bacterial endocarditis

해설 • 죽상경화증은 동맥 벽안에 지방성 물질이 끼어서 죽종이 생긴다.

정답 ①

17 승모판 협착일 때 해줄 수 있는 수술은?

① valvuloplasty

② aneurysmectomy

③ angioplasty

④ mitral commissurotomy

⑤ pericardiectomy

해설 • 승모판막경계절개술은 승모판 협착의 이완을 위하여 하는 수술이다.

정답 ④

18 vena cava에 대한 설명이 올바르지 못한 것은?

① 우리몸에서 가장 큰 정맥이다.

② 좌심실로 산소가 풍부한 혈액을 운반한다.

③ 전신의 혈액을 우심방으로 보내준다.

④ 대동맥에 비하여 혈압이 낮다.

⑤ 혈관벽이고 상대정맥과 하대정맥이 있다.

정답 ②

19 폐동맥과 대동맥 사이에 구멍이 있는 기형적인 개방인 질환은?

① coaraction of aorta

② atrial septal defect

③ ventricular septal defect

④ patent ductus arteriosus

⑤ tetralogy of Fallot

해설 • 동맥관개존증은 출생 후 닫혀야 되는데 태생기에 동맥관이 닫혀지지 않는 것이다.

정답 ④

20 심장 판막을 외과적으로 재건해주는 수술은?

① valvuloplasty

② aneurysmectomy

③ angioplasty

④ mitral commissurotomy

⑤ pericardiectomy

> **해설** ▸ ㆍ판막성형술은 심장 판막을 회복해주는 수술이다.
> **정답** ▸ ①

21 심장에서 전신으로 신선한 피를 보내는 동맥은?

① vana cava

② pulmonary valve

③ tricuspid valve

④ epicardium

⑤ aorta

> **정답** ▸ ⑤

22 다음 중 약어 설명이 잘못된 것은?

① AS-Aortic Stenosis

② ASHD-Arterio Sclerotic Hemorrhage Disease

③ CVA-Cerebro Vascular Accident

④ CHD-Congenital Heart Disease

⑤ CIHD-Chronic Ischemic Heart Disease

> **해설** ▸ ㆍASHD-동맥경화성 심장질환
> **정답** ▸ ②

23 관상동맥의 일부가 막히거나 좁아졌을 때 하는 수술은?

① extracorporeal circulation

② aneurysmectomy

③ heart lung machine

④ angioplasty

⑤ coronary artery bypass graft

> **해설** ▸ ㆍ관상동맥 우회술을 의미한다.
> **정답** ▸ ⑤

24 산소가 부족한 혈액을 폐로 운반하는 혈관은?

① aorta   ② pulmonary artery

③ artery   ④ vena cava

⑤ pulmonary vein

> **해설** ▸ 폐정맥은 폐에서 좌심방으로 들어가는 정맥이다.
> **정답** ▸ ②

25 cerebralapoplexy와 동의어는?

① cerebrosclerosis   ② cerebrosis

③ stroke   ④ cerebropathy

⑤ cerebromalacia

> **정답** ▸ ③

26 한번의 수축에 의해 심실에서 분출되는 혈액량을 의미하는 것은?

① ventriculogram   ② cardiac output

③ ejection fraction   ④ stroke volume

⑤ crepitant

> **해설** ▸ 일회방출량을 의미한다.
> **정답** ▸ ④

27 심실중격을 의미하는 용어는?

① coaraction of aorta

② atrial septal defect

③ ventricular septal defect

④ patent ductus arteriosus

⑤ tetralogy of Fallot

> **해설** ▸ 심실중격결손은 좌심실에서 우심실로 혈류의 샛길이 일어난 것이다.
> **정답** ▸ ③

28 심근에 풍부한 산소를 공급하는 혈관은?

① pulmonary artery ② tricuspid valve

③ coronary vein ④ vena cava

⑤ coronary artery

 정답 ⑤

29 varicosity와 동의어는?

① vasoconstriction ② tricuspid atresia

③ varicose vein ④ venosclerosis

⑤ thrombophlebitis

해설 • 정맥류는 판막의 장애로 정맥 내강이 확장되고 꼬인 것이다.
정답 ③

30 순환기계 조절중추는?

① sympathetic nerve ② auditory nerve

③ celiac plexus ④ accessory nerve

⑤ parasympathetic nerve

해설 • 교감신경이 흥분하면 심박동수가 증가한다.
정답 ①

31 Buerger's disease의 동의어로 알맞은 것은?

① thrombophlebitis ② thromboangitis obliterans

③ thrombosis ④ rheumatic heart disease

⑤ venosclerosis

해설 • 폐쇄성혈전 혈관염은 팔다리의 동맥 또는 정맥에 혈전을 형성하는 병이다.
정답 ②

32 세정맥과 세동맥을 연결하는 가는 혈관을 무엇이라고 하는가?

① ateriole   ② capllary   ③ venule

④ vein   ⑤ caval vein

정답 ②

33 심내막이나 심장판막에 감염된 균이 혈류로 침임하여 색전을 형성하는 질병은?

① atherosclerosis   ② arteriosclerosis

③ acrocyanosis   ④ arteritis

⑤ bacterial endocarditis

해설 · 세균성 심내막염은 심내막이나 심장판막에 감염된 균이 혈류로 침임하여 색전을 형성하는 질병이다.
정답 ⑤

34 심근 조직에 Asochoff bodies가 나타나는 질병은?

① rheumatic heart disease   ② myocardial infarction

③ pericarditis   ④ hypertensive heart disease

⑤ Buerger's disease

정답 ①

35 정맥주사를 놓을 때 이용되는 혈관이 아닌 것은?

가. angular vein   나. subclavian vein

다. medianvein of foream   라. cephalic vein

마. basilic vein

① 가, 나   ② 나, 다   ③ 다, 라

④ 라, 마   ⑤ 다, 마

정답 ①

36 폐의 만성질환으로 우심실이 비대해져서 폐가 부종을 일으키는 질환은?

① coaraction of aorta ② atrial septal defect

③ ventricular septal defect ④ cor pulmonale

⑤ congestive heart failure

해설 · 폐심장증은 폐의 만성질환이다.

정답 ④

37 Barlow's syndrome의 동의어로 알맞은 것은?

① mitral valve prolapse ② myocardial infarction

③ phlebectasia ④ pericarditis

⑤ perfusion deficit

정답 ①

38 다음 systemic circulation의 순서로 올바른 것은?

① 심장 → 폐정맥 → 동맥 → 폐 → 폐동맥 → 세동맥 → 대동맥 → 심장

② 심장 → 대동맥 → 동맥 → 세동맥 → 모세혈관 → 세정맥 → 정맥 → 대정맥 → 심장

③ 심장 → 대동맥 → 세정맥 → 모세혈관 → 세동맥 → 대정맥 → 정맥 → 심장

④ 모세혈관 → 동맥 → 좌심심 → 우심방 → 정맥 → 대동맥 → 심장

⑤ 좌심방 → 우심실 → 폐정맥 → 폐동맥 → 대동맥 → 모세혈관 → 심장

정답 ②

39 venosclerosis와 동의어로 알맞은 것은?

① mitral valve prolapse ② myocardial infarction

③ phlebectasia ④ pericarditis

⑤ phlebosclerosis

정답 ⑤

40 일반적으로 pulse를 촉진할 때 이용되는 혈관은?

① radial artery ② femoral artery

③ ulnar artery ④ subclavian artery

⑤ brachial artery

해설 • 요골동맥에서 맥박을 촉진할 수 있다.

정답 ①

41 심근에 혈류의 감소로 조직이 괴사되어 심장 근육이 손상되는 질환은?

① mitral valve prolapse ② myocardial infarction

③ phlebectasia ④ pericarditis

⑤ perfusion defect

해설 • 심장에 산소와 영양 공급이 줄어서 심장근육의 조직이나 세포가 죽는 것이다.

정답 ②

42 심장의 자극을 전달하는 순서가 올바른 것은?

① A-V node - His bundle - S-A node - purkinje fiber

② S-A node - A-V node - His bundle - purkinje fiber

③ A-V node - S-A node - His bundle - purkinje fiber

④ S-A node - purkinje fiber A-V node - His bundle

⑤ His bundle - purkinje fiber - S-A node - A-V node

정답 ②

43 심박출량이 저하되어 폐에 울혈이 생겨 신체조직은 산소가 부족해서 정맥에 울혈이 발생하며 정맥이 병목모양으로 팽창하는 질환은?

① coaraction of aorta ② atrial septal defect

③ ventricular septal defect ④ patent ductus arteriosus

⑤ congestive heart failure

해설 • 울혈성 심부전은 좌심실의 부전으로 폐의 울혈이 생기며 급성과 만성이 있다.

정답 ⑤

44 sinoatrial node와 동의어는?

① atrioventricular bundle   ② S-A node

③ purkinje fiber   ④ A-V node

⑤ His bundle

해설 • 동방결절에서 심박동이 발생한다.

정답 ②

45 조직 속의 산소가 정상치 이하로 감소한 상태를 의미하는 것은?

① anoxia   ② hyperoxia

③ hypochondriasis   ④ hypoacusis

⑤ hypoxia

해설 • 저산소증은 조직속의 산소의 정상치 이하로 감소된 상태이다.

정답 ⑤

46 심박동의 리듬이 불규칙하고 일정한 간격으로 뛰지 않는 것을 의미하는 것은?

① acrocyanosis   ② aneurysm

③ arrhythmia   ④ aortic stenosis

⑤ arteriosclerosis

해설 • 부정맥은 심박동의 리듬이 불규칙하고 일정한 간격으로 뛰지 않는 것이다.

정답 ③

47 대동맥의 하행 부분이 좁아져 cyanosis가 일어나는 질환은?

① coaraction of aorta   ② atrial septal defect

③ ventricular septal defect   ④ patent ductus arteriosus

⑤ tetralogy of Fallot

해설 • 대동맥 협착증은 선천성 심장병으로 대동맥의 일부가 좁아진 기형이다.

정답 ①

48 혈관이 폐쇄로 국소적으로 괴사가 되는 질환으로 완전히 혈관이 막혀서 조직이 죽은 상태를 의미하는 것은?

① infarction   ② thrombus

③ embolism   ④ ischemia

⑤ coagulation

정답 ▶ ①

49 맥박의 횟수가 정상보다 많은 상태를 무엇이라고 하는가?

① angina pectoris   ② heart block

③ bradycardia   ④ tachycardia

⑤ angiospasm

해설 ▶ • 맥박이 빠르게 뛰는 것은 빈맥이다.

정답 ▶ ④

50 심근경색, 심장 외상 등의 원인으로 심막강내에 출혈이 생기는 질환은?

① hemoconcentration   ② hemodialysis

③ hemocholecyst   ④ hemopericardium

⑤ hemorrhoid

정답 ▶ ④

51 사지에 청색증을 나타내며 동맥혈관이 수축되고 모세혈관과 정맥의 확장으로 발생하는 질병은?

① acrocyanosis   ② aneurysm

③ arrhythmia   ④ aortic stenosis

⑤ arteriosclerosis

해설 ▶ • 말단 청색증은 손가락, 손목 등의 피부가 청색으로 변한다.

정답 ▶ ①

52 혈류에 의해 운반된 부유물로 인하여 혈관강의 일부나 전부를 막아서 혈관이 폐쇄되는 것은?

① infarction
② thrombus
③ embolism
④ ischemia
⑤ coagulation

정답 ③

53 동맥의 일부가 팽창된 상태를 의미하는 것은?

① acrocyanosis
② aneurysm
③ arrhythmia
④ aortic stenosis
⑤ arteriosclerosis

정답 ②

54 심장이 우측에 위치하게 되어 복강내 장기의 위치가 좌우로 바뀌는 질환은?

① coaraction of aorta
② dextrocardia
③ angina pectoris
④ cor pulmonale
⑤ congestive heart failure

해설 • 우심증은 심장이 우측에 위치한다.
정답 ②

55 관상동맥 중 협착이 일어나서 관상동맥이 좁아져 혈류 공급이 감소로 인하여 발생하는 질병은?

① angina pectoris
② heart block
③ bradycardia
④ tachycardia
⑤ angiospasm

해설 • 협심증은 관상동맥의 질환이다.
정답 ①

56 constrictive pericarditis일 때 할 수 있는 처치는?

① pericardiectomy ② cardiectasis

③ cardiolysis ④ pericardiostomy

⑤ pericardiocentesis

해설 • 협착 심장막염은 심장막절제술을 처치할 수 있다.

정답 ①

57 심근이 두꺼워지고 심장이 커진 상태를 의미하는 것은?

① cardiac arrest ② cardiac tamponade

③ chronic ischemic heart disease ④ cardiomegaly

⑤ claudication

해설 • 심근이 두꺼워지고 심장이 커진 상태를 심비대라고 한다.

정답 ④

58 femoral artery, popliteal artery의 문제로 혈액 공급이 부족하여 보행시 나타나는 이상한 걸음을 나타내는 것은?

① cardiac arrest ② cardiac tamponade

③ chronic ischemic heart disease ④ cardiomegaly

⑤ claudication

해설 • 파행증은 혈액 공급의 부족으로 보행시 종아리의 동통으로 이상한 걸음을 걷게 된다.

정답 ⑤

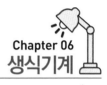
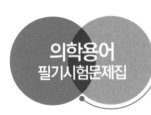

01 자궁 경부를 외과적으로 떼어내는 수술은?

① episiotomy ② salpingectomy

③ trachelorraphy ④ trachelectomy

⑤ tubal ligation

해설 • 자궁 경부를 외과적으로 떼어내는 수술은 자궁경부절제술이다.

정답 ④

02 testis와 epididymis를 가지고 있는 것은?

① scrotum ② spermatic cord

③ seminiferous tubule ④ seminal vesicle

⑤ deferrent duct

해설 • 음낭에 고환과 부고환을 가지고 있다.

정답 ①

03 성병의 일종으로 trachomatis 감염으로 무증상 감염으로 pelvic inflammatory disease 을 발생시키고 합병증으로 불임을 발생할 수 있는 질환은?

① chlamydia ② chancroid

③ gonorrhea ④ syphilis

⑤ herpes genitals

해설 • 클라미디아는 임균감염증과 유사하고 남녀 모두에게 합병증을 나타낸다.

정답 ①

04 다음 남성 생식기 해부학적 순서가 맞는 것은?

① seminiferous tubules—vas deferens—epididymis—urethra—penis

② seminiferous tubules—epididymis—vas deferens—urethra—penis

③ vas deferens—seminiferous tubules—epididymis—urethra—penis

④ epididymis—seminiferous tubules—vas deferens—urethra—penis

⑤ urethra—seminiferous tubules—epididymis—vas deferens—penis

해설 • 정세관−부고환−정관−요도−음경

정답 ②

05 conization의 동의어로 올바른 것은?

① cryosurgery　　　　　　② cone biopsy

③ aspiration biopsy　　　　④ needle biopsy

⑤ endoscopy biopsy

정답 ②

06 여성의 질 입구를 덮고 있는 점막주름 막은?

① vaginal　　　　　　　② clitoris

③ douglas pouch　　　　④ perineum

⑤ hymen

해설 • 여성 질 입구를 막고 있는 막은 처녀막이다

정답 ⑤

07 sperm를 만드는 곳은?

① scrotum　　　② spermatic cord　　　③ seminiferous tubule

④ seminal vesicle　　　⑤ deferrent duct

해설 • 정자를 만드는 곳은 정세관이다.

정답 ③

08 Wertheim operation의 동의어로 올바른 것은?

① abdominal hysterectomy　　② radical hysterectomy

③ vaginal hysterectomy　　④ total hysterectomy

⑤ subtotal hysterectomy

 ②

09 정액의 일부를 분비하는 곳은?

① testis　　② spermatic cord

③ seminiferous tubule　　④ seminal vesicle

⑤ deferrent duct

해설 · 정낭에서 정액의 일부를 분비한다.
 ④

10 hyaline membrane disease에 대한 설명으로 틀린 것은?

① 신생아 호흡곤란증이라고 한다.

② 폐의 발달이 부족한 미숙아인 경우 발생한다.

③ 신생아는 호흡곤란 증세를 나타낸다.

④ 폐포를 팽창시키는 표면활성제의 부족으로 초래된다.

⑤ 신생아의 기관지 장애로 발행한다.

 ⑤

11 여러 종류의 조직으로 구성된 신생물로 난소 또는 고환에 발생하는 기형종은?

① carcinomatosis　　② endometrioid adenocarcinoma

③ carcinoid　　④ teratoma

⑤ choriocarcinoma

해설 · 기형종은 여러 종류의 세포와 조직들로 이루어진 종양이다.
정답 ④

12 월경은 있지만 외부적으로 출혈을 볼 수 없는 월경은?

① menorrhagia ② amenorrhea

③ polymenorrhaea ④ oligomenorrhea

⑤ cryptomenorrhea

> **해설** · 은폐무월경은 질폐쇄증인 경우 볼 수 있다.
> **정답** ⑤

13 남성 불임의 신호로 정액속에 정자가 없는 상태를 의미하는 것은?

① aspermia ② azoospermia

③ oligospermia ④ anorchism

⑤ cryptochism

> **해설** · 무정자증은 정액속에 정자가 없다.
> **정답** ②

14 uterus의 해부학적 부위 중 자궁의 체 상단부를 무엇이라고 하는가?

① fundus ② body

③ corpus ④ cervix

⑤ uterine orifice

> **해설** · 자궁의 체 상단부를 기저라고 한다.
> **정답** ①

15 toxemia의 동의어로 올바른 것은?

① erythrobalstosis fetalis ② adenomyosis

③ anovulation ④ eclampsia

⑤ macrosomia

> **정답** ④

16 정자의 이동 통로가 되는 곳은?

① testis
② spermatic cord
③ seminiferous tubule
④ seminal vesicle
⑤ deferrent duct

해설 • 정관에서 정자를 이동시킨다.
정답 ⑤

17 자궁 내벽을 덮은 점막으로 월경시 탈락되는 조직은?

① parametrium
② endometrium
③ myometrium
④ perimetrium
⑤ epimetrium

해설 • 자궁내막은 자궁의 내벽을 덮고 있는 점막으로 월경시 탈락된다.
정답 ②

18 미숙아나 저체중아인 경우 음낭안에 물이 차서 블룩하게 보이거나 만져지는 질병은?

① epididymitis
② epididymorchitis
③ hydrocele
④ hypospadias
⑤ Klinefelter syndrome

해설 • 음낭수종은 음낭내의 고환 주위 공간에 액체가 괴는 상태이다.
정답 ③

19 vulva와 vaginal을 봉합하는 수술은?

① colporrhaph
② cervicectomy
③ episioplasty
④ colpoperienoplasty
⑤ colpoepisiorrhaphy

해설 • 질과 외음의 절개 부분을 봉합하는 수술은 질외음부봉합술이다.
정답 ⑤

20 고환에 생기는 염증은?

① epididymitis　　　　　② epididymorchitis

③ orchitis　　　　　　　④ peyronie disease

⑤ Klinefelter syndrome

해설 • 고환에 생기는 염증을 고환염이라고 한다.
정답 ③

21 menorrhagia의 동의어로 맞는 것은?

① hypermenorrhea　　　② amenorrhea

③ polymenorrhaea　　　④ oligomenorrhea

⑤ dysmenorrhea

정답 ①

22 포피구가 좁은 상태를 의미하는 것은?

① redundant prepuce　　② phimosis

③ Klinefelter syndrome　④ hypospadias

⑤ hydrocele

해설 • 과잉음경꺼풀은 포피구가 좁은 상태를 의미한다.
정답 ①

23 유방에서 종양만 제거하는 수술은?

① mastotomy　　　　　② simple mastectomy

③ radical mastectomy　④ mammoplasty

⑤ lumpectomy

해설 • 유방에서 종양 덩어리만 떼어내는 수술은 소괴절제술이다.
정답 ⑤

24 hydrocele과 관련있는 곳은?

① testis ② spermatic cord

③ seminiferous tubule ④ seminal vesicle

⑤ deferrent duct

해설 • 음낭수종과 관련있는 곳은 고환이다.
정답 ①

25 cerviectomy의 동의어로 알맞은 것은?

① episiotomy ② salpingectomy

③ trachelorraphy ④ trachelectomy

⑤ tubal ligation

정답 ④

26 남성 호르몬을 분비하는 곳은?

① testis ② epididymis

③ seminiferous tubule ④ seminal vesicle

⑤ deferrent duct

해설 • 부고환에서 남성 호르몬을 분비한다.
정답 ②

27 cul-de-sac과의 동의어로 올바른 것은?

① vaginal ② vesicouterine

③ douglas pouch ④ ovary

⑤ fallopian tube

해설 • 직장자궁와는 직장과 자궁 사이의 함몰 부위를 의미한다.
정답 ③

28 산과적으로 분만을 위하여 골반을 측정하는 것은?

① amniocentesis   ② chorionic villus sampling

③ pelvimetry   ④ fetal monitoring

⑤ pregnancy test

> **해설** • 산과적으로 분만을 위하여 골반을 측정하는 것은 골반계측법을 시행한다.
> **정답** ③

29 circumcision 수술을 해주어야 하는 상태는?

① priapism   ② phimosis

③ orchitis   ④ prostatitis

⑤ balanitis

> **정답** ②

30 자궁관과 난소를 절제해주는 수술은?

① oophorectomy   ② salpingectomy

③ vaginal hysterectomy   ④ adnexectomy

⑤ hysterosalpingo-oophorectomy

> **해설** • 난관난소 절제술은 난관과 난소를 외과적으로 제거하여 주는 수술이다.
> **정답** ⑤

31 Cower's gland의 동의어는?

① Bulbourethral gland   ② Batholin's gland

③ lacrimal gland   ④ greater vestibular gland

⑤ auditory tube gland

> **정답** ①

32 분만 직후 자궁 근육의 수축이 불완전한 상태로 이완출혈이 일어나는 것을 무엇이라고 하는가?

① metratonia   ② metrorrhea

③ metrorrhagia   ④ mastadenitis

⑤ hydrometra

> **해설** • 자궁이완증은 자궁근육의 긴장이 없어져서 이완출혈이 일어나는 것이다.
> **정답** ①

33 정규적인 월경 주기에 과도한 출혈을 하는 상태를 무엇이라고 하는가?

① menorrhagia   ② amenorrhea

③ polymenorrhaea   ④ oligomenorrhea

⑤ dysmenorrhea

> **해설** • 정규적인 주기에 과다한 출혈을 하는 것은 과다월경이다.
> **정답** ①

34 다음 중 여성과 남성의 생식기관의 기능에 대하여 연결이 틀린 것은?

① labia major‑scrotum   ② ovary‑testes

③ clitoris‑penis   ④ uterus‑prostate gland

⑤ perineum‑bulbourethral gland

> **정답** ⑤

35 여자와 남자에게 공통적으로 가지고 있는 외부 생식기는 무엇인가?

① Batholin's gland   ② Bulbourethral gland

③ hymen   ④ perineum

⑤ vulva

> **정답** ④

36 다음 용어의 설명이 틀린 것은?

① oophorrhagia - 난관출혈　　　② hydrometra - 자궁수종

③ pyometrium - 화농성 자궁염　　④ pyosalpinx - 고름자궁관

⑤ metratonia - 자궁이완증

정답 ①

37 자궁을 적출하는 수술을 의미하는 것은?

① hysterectomy　　　　　　② panhysterectomy

③ hysteropexy　　　　　　　④ myomectomy

⑤ oophorectomy

해설 · 자궁절제술은 자궁을 적출하는 수술을 의미한다.
정답 ①

38 고환암의 발생위험을 높일 수 있으며 음낭속에 고환이 있지 않거나 음낭까지 내려오지 않은 상태를 의미하는 것은?

① aspermia　　　　　　　　② azoospermia

③ oligospermia　　　　　　　④ anorchism

⑤ cryptochism

해설 · 잠복고환증은 태아 때 고환이 음낭까지 내려오는데 실패한 것이다.
정답 ⑤

39 난관을 절제하고 결찰하여 주는 여성 불임술은?

① whipples operation　　　　② vasectomy

③ pomeroy operation　　　　　④ Wertheim operation

⑤ Miles operation

정답 ③

40 소화기 암이 난소에 전이된 종양은?

① teratoma   ② fibromyoma

③ Krukenberg tumor   ④ choriocarcinoma

⑤ pagets disease

정답 ③

41 orchiopexy을 해주어야 하는 질병은?

① aspermia   ② azoospermia

③ oligospermia   ④ anorchism

⑤ cryptochism

해설 · 잠복고환증은 고환고정술로 고환을 음낭벽에 고정시켜주는 것이다.
정답 ⑤

42 질이 선천적으로 막혀있는 것을 의미하는 용어는?

① colpatresia   ② macromastia

③ polythelia   ④ dyspareunia

⑤ frigidity

해설 · 질이 선천적으로 막혀있는 것을 질폐쇄증이라고 한다.
정답 ①

43 남성이 불임 수술을 받은 후 임신을 원하는 경우 시행할 수 있는 수술은?

① vasoligation   ② balanoplasty

③ posthectomy   ④ vasovasostomy

⑤ vasectomy

해설 · 불임 수술 후 수정을 위하여 정관문합술을 시행한다.
정답 ④

44 성 염색체 이상으로 고환이 위축하고 정자가 결핍되어 불임증을 가져올 수 있는 질환은?

① epididymitis ② epididymorchitis

③ hydrocele ④ hypospadias

⑤ Klinefelter syndrome

> **해설** · 클라인펠터증후군은 고환형성 부전증으로 불린다.
> **정답** ⑤

45 adhesiotomy의 동의어로 올바른 것은?

① cervicectomy ② amniotomy

③ colporrhaphy ④ adhesiolysis

⑤ cauterization

> **정답** ④

46 분만시 자궁 수축이 약하거나 없는 것은?

① uterine inertia ② dystocia

③ metrorrhagia ④ colpatersia

⑤ hydrometra

> **해설** · 분만시 자궁 수축이 약하거나 없는 것은 자궁 무력증이다.
> **정답** ①

47 여성 호르몬을 생산하는 곳은?

① vaginal ② vesicouterine

③ vulva ④ ovary

⑤ fallopian tube

> **해설** · 난소에서 여성 호르몬을 분비한다.
> **정답** ④

48 testis tumor와 동의어는?

① seminoma

② prostatic

③ teratocarcinoma

④ chalazion

⑤ gonorrhea

해설 · 고환암은 고환에 생긴 악성 종양이다.

정답 ①

49 음경해면체가 딱딱해지는 질환을 무엇이라고 하는가?

① epididymitis

② epididymorchitis

③ orchitis

④ peyronie disease

⑤ Klinefelter syndrome

정답 ④

50 syphilis 감염의 1차 단계로 생식기 주위에 무통궤양이 나타나는 상태를 나타내는 용어는?

① herpes genitals

② chancroid

③ chancres

④ trichomoniasis

⑤ herpes simplex

해설 · 매독의 초기 감염으로 경성하감의 증세를 나타낸다.

정답 ③

51 장이 질의 점막을 통하여 탈출된 것을 의미하는 것은?

① cyctocele

② rectocele

③ urethrocele

④ enterocele

⑤ prolapse

해설 · 장이 질의 점막을 통하여 탈출된 것을 탈장이라고 한다.

정답 ④

52 음경의 귀두를 성형하여 주는 수술은?

① balanoplasty   ② castration

③ circumcision   ④ orchiectomy

⑤ spermatoceletomy

해설 ・음경의 귀두를 성형하여 주는 수술은 귀두성형술이다.
정답 ①

53 태아를 둘러싼 가장 바깥쪽의 막을 무엇이라고 하는가?

① amniotic cavity   ② amnion sac

③ chorion   ④ trophoblast

⑤ amnion fluid

해설 ・융모막은 태아의 가장 바깥쪽을 싸고 있는 막이다.
정답 ③

54 castration와 동의어로 알맞은 것은?

① vasectomy   ② orchiectomy

③ oophorectomy   ④ orchiopexy

⑤ hydrocelectomy

해설 ・고환절제술
정답 ②

55 생리기간이 아닌데 생리를 하는 것은?

① metratonia   ② metrorrhea

③ metrorrhagia   ④ mastadenitis

⑤ hydrometra

해설 ・생리기간이 아닌 주기에 생리를 하는 출혈을 자궁출혈이라고 한다.
정답 ②

56 음낭 안으로 하강하지 않은 고환을 고정시켜주는 수술은?

① vasectomy

② orchiectomy

③ oophorectomy

④ orchiopexy

⑤ hydrocelectomy

해설 · 고환고정술로 음낭안으로 하강하지 않은 고환을 외과적으로 고정시켜준다.

정답 ④

57 임신을 하였지만 임신 초기에 자궁내 사망하여 4주 이상 수태 산물이 자궁 안에 머무르는 유산 형태를 무엇이라고 하는가?

① habitual abortion

② missed abortion

③ criminal abortion

④ threatened abotion

⑤ inevitable abortion

해설 · 계류 유산은 자궁내 사망하여 4주 이상 머물러 있는것이다.

정답 ②

58 다음 중 약어 설명이 틀린 것은?

① BPH - Benign Prostatic Hypertropy

② STD - Sexual Transmitted Disease

③ DRE - Digital Rate Examination

④ PSA - Prostate Specific Antigen

⑤ TURP - Trans Urethral Resection of the Prostate

정답 ③

59 남성의 구 요도샘과 같은 구조로 질 바로 아래 위치하며 윤활제를 분비하는 곳은?

① Skene's gland

② Bartholin gland

③ broad ligament

④ paraurethral gland

⑤ douglas pouch

정답 ②

60 남성의 불임을 위하여 피임을 목적으로 하는 수술은?

① urethrectomy   ② prostatectomy

③ posthectomy   ④ penectomy

⑤ vasectomy

정답 ⑤

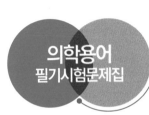 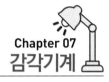

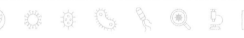

01 다음 중 소리의 전달 과정이 올바른 것은?

① sound → auricle → external acoustic meatus → tympanic membrane → incus → malleus → stapes → oval window → cochlea

② sound → external acoustic meatus → auricle → tympanic membrane → incus → malleus → stapes → oval window → cochlea

③ sound → auricle → external acoustic meatus → incus → tympanic membrane → malleus → stapes → oval window → cochlea

④ sound → external acoustic meatus → auricle → tympanic membrane → malleus → incus → stapes → oval window → cochlea

⑤ sound → auricle → external acoustic meatus → tympanic membrane → incus → stapes → malleus → oval window → cochlea

해설 • 소리 → 이개 → 외이도 → 고막 → 모루골 → 망치골 → 등골 → 난원창 → 달팽이관
정답 ①

02 cerumen을 분비하는 곳은?

① tympanic membrane

② incus

③ external acoustic meatus

④ malleus

⑤ oval window

해설 • 귀지를 분비하는 곳은 외이도이다.
정답 ③

03 사시를 의미하는 용어는?

① chalazion   ② hordeolum

③ scotoma   ④ hemianopia

⑤ strabismus

정답 ⑤

04 blepharoplasty를 하여 치료해 줄 수 있는 질환은?

① blepharoedema   ② glaucoma

③ aphakia   ④ blepharoptosis

⑤ aniridia

해설 • 안건하수는 눈꺼풀이 늘어지는 것이다.
정답 ④

05 항공여행 중 기압의 변화로 귀에 염증이 생긴 질환은?

① anotia   ② acoustic neuroma

③ barotitis   ④ anacusis

⑤ conductive hearing loss

해설 • 항공성 중이염은 중이의 염증이다.
정답 ③

06 pinna와 동의어로 알맞은 것은?

① tympanic cavity   ② auricle

③ tympanic membrane   ④ malleus

⑤ incus

해설 • 이개는 귓바퀴를 의미한다.
정답 ②

07 시력이 희미해지는 증상은?

① achromatopsia   ② amaurosis   ③ amblyopia

④ aniridia   ⑤ arcus senilis

해설 • 약시는 시각 기능이 저하되어 있는 것이다.
정답 ③

08 광선의 굴절을 도우며 수정체 모양과 두께를 조절하는 것은?

① ciliary body   ② sclera   ③ choroid

④ conjunctiva   ⑤ retina

정답 ①

09 다음 중 external ear에 속하는 것으로 구성된 것은?

가. tympanic membrane   나. auricle

다. malleus   라. cerumen

마. eustachian tube

① 가, 나   ② 나, 다   ③ 다, 라

④ 나, 라   ⑤ 라, 마

정답 ④

10 각막이나 수정체 면이 불규칙하여 망막에 맺힌 물체의 상이 일그러져 보이는 질환은?

① achromatopsia   ② amaurosis

③ astigmatism   ④ aniridia

⑤ arcus senilis

해설 • 난시는 각막이나 수정체 면이 불규칙하여 망막에 상이 정확하게 맺혀지지 않는 증상이다.
정답 ③

11 귀의 평형기관 이상 검사를 하는 것은?

① otoscopy   ② Romberg test   ③ audiogram

④ tunic folk test   ⑤ fenestration

 ②

12 어두운 빛의 시력을 주관하는 세포는?

① cones   ② rods   ③ pupil

④ ciliary body   ⑤ retina

 • 원뿔 세포에서 어두운 빛의 시력을 주관한다.
정답 ①

13 hailstone의 동의어로 올바른 것은?

① meibomian   ② choroiditis

③ chalazion   ④ coloboma

⑤ conjectivitis

정답 ③

14 다음 중 auditory ossicles에 속하는 것으로 구성된 것은?

가. malleus   나. eustachian tube

다. incus   라. oval window

마. stapes

① 가, 나, 다   ② 나, 다   ③ 나, 다, 라

④ 다, 라, 마   ⑤ 가, 다, 마

해설 • 이소골에는 망치골, 모루골, 등자골이 있다.
정답 ⑤

15 홍채, 동공, 앞방을 덮고 있는 투명한 안구의 앞 부분은?

① ciliary body   ② sclera

③ choroid   ④ conjunctiva

⑤ retina

해설 · 결막은 빛을 투과하고 망막에 물체의 상이 맺히게 한다.
정답 ④

16 barotitis의 동의어로 알맞은 것은?

① serous otitis   ② conductive hearing loss

③ aerotitis media   ④ anacusis

⑤ purulent

정답 ③

17 corectasis의 동의어로 알맞은 것은?

① miosis   ② mydriasis

③ nystagmus   ④ photophobia

⑤ sctoma

정답 ②

18 등골을 절제하는 수술은?

① tympanotomy   ② ossiculectomy

③ stapedectomy   ④ ventilating tube insertion

⑤ otoplasty

정답 ③

19 망막장애로 색에 대한 식별력이 저하되거나 완전한 상실이 되는 질환은?

① amaurosis   ② achromatopsia

③ anisocoria   ④ isocoria

⑤ amblyopia

해설 • 완전색맹은 색을 구분해서 보지 못하는 유전성 망막질환이다.
정답 ②

20 귓속에서 평형감각을 맡고 있는 기관은?

① semicircular duct   ② tympanic membrane

③ stapes   ④ oval window

⑤ auditory tube

정답 ①

21 흑내장을 의미하는 용어는?

① achromatopsia   ② amaurosis

③ amblyopia   ④ aniridia

⑤ arcus senilis

정답 ②

22 비타민 A 결핍으로 생기는 증상은?

① iritis   ② iridocyclitis

③ nyctalopia   ④ keratitis

⑤ macular degeneration

해설 • 야맹증은 밤에는 잘 보이지 않고 낮에는 시력이 좋은 상태이다.
정답 ③

23 중이와 내이 사이에 있는 막으로 소리를 증폭시키는 역할을 하는 기관은?

① semicircular duct ② tympanic membrane

③ stapes ④ oval window

⑤ auditory tube

> **해설** • 난원창에서 중이에서 전해진 음이 내이로 들어오는 입구 역할을 한다.
> **정답** ④

24 고막 내외의 압력을 대기의 압력이 같아지도록 조절하는 기관은?

① semicircular duct ② tympanic membrane

③ stapes ④ oval window

⑤ auditory tube

> **해설** • 이관에서 고막 내외의 압력을 대기의 압력이 같아지도록 조절한다.
> **정답** ⑤

25 나이가 들어감에 따라 수정체의 탄력성이 줄어들고 가까운 것을 보려면 굴절력을 높여주어야 하는 증상은?

① myopia ② achromatopsia ③ presbyopia

④ hyperopia ⑤ emetropia

> **해설** • 노안은 노인이 되어 조절력이 떨어진 것이다.
> **정답** ③

26 외이와 중이의 압력을 유지하는 기관은?

① tympanic membrane ② incus

③ external acoustic meatus ④ malleus

⑤ oval window

> **정답** ③

27 눈으로 빛이 통과하는 기관을 순서대로 올바르게 나열한 것은?

① cornea - pupil - anterior chamber - lens

② conjunctiva - lens - retina - thalamus

③ cornea - lens - pupil - retina

④ lens - conjunctiva - retina - thalamus

⑤ pupil - lens - cornea - retina

해설 • 결막–렌즈–망막–시상

정답 ②

28 안검 기름샘에 세균이 감염되어 생기는 증상은?

① chalazion　　　② hordeolum　　　③ scotoma

④ hemianopia　　　⑤ strabismus

해설 • 다래끼는 외맥립종과 내맥립종으로 나뉜다.

정답 ②

29 다음 중 우리 신체의 평형에 관련 있는 것으로만 구성된 것은?

가. incus　　　나. semicircular canal　　　다. stapes
라. utricle　　　마. saccule

① 가, 나, 다　　　② 나, 다, 라　　　③ 다, 라, 마

④ 가, 다, 마　　　⑤ 나, 라, 마

해설 • 우리 신체의 평형을 담당하는 기관은 반고리관, 난형낭, 구형낭이다.

정답 ⑤

30 farsightedness의 동의어로 알맞은 것은?

① myopia　　　　　　② achromatopsia

③ presbyopia　　　　④ hyperopia

⑤ nearsightedness

정답 ④

31 다음 중 내이에 속하는 것을 모두 고르시오?

     가. vestibule   나. utricle   다. saccule

     라. incus   마. malleus   바. stapes

① 가, 라, 마   ② 가, 나, 다   ③ 나, 다, 라

④ 라, 마, 바   ⑤ 다, 마, 바

정답 ②

32 stye의 동의어로 올바른 것은?

① chalazion   ② hordeolum

③ scotoma   ④ hemianopia

⑤ strabismus

정답 ②

33 소리를 전기적 신호로 바꾸어 대뇌에 전달하는 기관은?

① vestibule   ② semicircular canal

③ stapes   ④ tympanic cavity

⑤ cochlea

해설 • 와우관은 달팽이 모양을 하고 있으며 외림프와 내림프로 둘러싸여 있다.

정답 ⑤

34 수정체의 곡면을 변화시켜 망막 위에 상을 맺게 하는 기능은?

① accommodation   ② lacrimation

③ anisocoria   ④ isocoria

⑤ amblyopia

정답 ①

35 otosclerosis로 인한 난청 치료를 위하여 하는 수술은?

① otoscopy   ② Romberg test

③ audiogram   ④ tunic folk test

⑤ fenestration

정답 ⑤

36 망막 바깥 부분에 영양분을 공급하는 혈관을 포함하고 있는 것은?

① ciliary body   ② sclera

③ choroid   ④ conjunctiva

⑤ retina

해설 • 맥락막은 공막 바로 안쪽에 위치한다.
정답 ③

37 청력의 기능을 완전히 상실한 질병은?

① anotia   ② acoustic neuroma

③ barotitis   ④ anacusis

⑤ conductive hearing loss

해설 • 무 청각은 청력의 기능을 완전히 상실한 것이다.
정답 ④

38 동공이 축소되는 것을 의미하는 것은?

① miosis   ② mydriasis

③ nystagmus   ④ photophobia

⑤ sctoma

해설 • 축동은 동공이 축소되는 것이다.
정답 ①

39 음을 전달하는 부분에 장애가 생겨 청력이 결손된 질환?

① anotia　　　　　　　　　② acoustic neuroma

③ barotitis　　　　　　　　④ anacusis

⑤ conductive hearing loss

해설 ・전음성 청력 상실은 내이까지 소리가 전달되지 못하여 난청이 생긴다.
정답 ⑤

40 시각 신경으로 빛을 지각하여 보내는 부위는?

① pupil　　　　　　　　　② sclera

③ choroid　　　　　　　　④ conjunctiva

⑤ retina

해설 ・망막은 가장 내층으로 원뿔 세포와 막대 세포를 가지고 있다.
정답 ⑤

41 cataract extraction 후에 오는 증상은?

① blepharoedema　　　　　② aniridia

③ mydriasis　　　　　　　④ glaucoma

⑤ aphakia

해설 ・무수정체증은 수정체가 없는 것이다.
정답 ⑤

42 otitis interna의 동의어로 올바른 것은?

① cholesteatoma　　　　　② deafness

③ labyrinthitis　　　　　　④ macrotia

⑤ mastoiditis

정답 ③

43 눈물샘의 염증은?

① dacrocystitis　　　　② dacryoadenitis

③ detachment　　　　④ coloboma

⑤ conjectivitis

> **해설** ▸ 누선염은 눈물샘의 염증이다.
> **정답** ②

44 나는 가만히 있는데 주위가 도는 느낌의 어지러움 증상을 의미하는 것은?

① myringitis　　　　② otalgia

③ vertigo　　　　④ otosclerosis

⑤ paracusis

> **해설** ▸ 현훈은 주위 공간에 대해 움직이고 있다고 느끼는 이상 감각이다.
> **정답** ③

45 먼곳은 확실하게 못보지만 가까운 것은 잘 보는 눈은?

① myopia　　　　② achromatopsia

③ presbyopia　　　　④ hyperopia

⑤ emetropia

> **해설** ▸ 근시는 수정체가 볼록하여 원거리 물체를 보지 못하는 것이다.
> **정답** ①

46 중이 질환으로 고막안에 작은 덩어리가 덮고 있어 귀안을 보면 빛이 반사되어 진주처럼 보이는 것은?

① cholesteatoma　　　　② deafness

③ labyrinthitis　　　　④ macrotia

⑤ mastoiditis

> **해설** ▸ 진주종은 중이질환이다.
> **정답** ①

47 한 개의 물체가 둘로 보이는 증상은?

① anisocoria

② blepharospasm

③ asthenopia

④ corectopia

⑤ diplopia

해설 • 복시는 한 개의 물체가 둘로 보이는 현상이다.

정답 ⑤

48 나이가 들면서 생기는 귀의 청력 감퇴 질환은?

① deafness

② presbycusis

③ otosclerosis

④ presbyopia

⑤ meniere disease

해설 • 노인성 난청은 나이가 들어감에 따라 청력이 감퇴되는 질환이다.

정답 ②

49 노인에게 주로 발생하며 각막의 가장자리에 나타나는 회백색 륜을 보이는 질환은?

① achromatopsia

② amaurosis

③ amblyopia

④ aniridia

⑤ arcus senilis

해설 • 노인환은 각막의 가장자리에 회색이나 불투명한 띠가 생긴다.

정답 ⑤

50 현훈, 오심, 이명, 청력 감퇴 등의 증상을 나타내는 내이 질환은?

① deafness

② presbycusis

③ otosclerosis

④ presbyopia

⑤ meniere disease

정답 ⑤

51 눈으로 들어오는 빛의 양을 조절하는 기관은?

① cornea   ② conjunctiva

③ iris   ④ choroid

⑤ retina

> **해설** • 홍채는 동공을 둘러싸고 있으며 빛의 양을 조절한다.
> **정답** ③

52 eye strain의 동의어로 알맞은 것은?

① anisocoria   ② blepharospasm

③ asthenopia   ④ corectopia

⑤ diplopia

> **정답** ③

53 tympanitis의 동의어로 올바른 것은?

① myringitis   ② otalgia

③ otorrhagia   ④ otosclerosis

⑤ paracusis

> **정답** ①

54 동공이 한쪽으로 치우친 상태는?

① anisocoria   ② blepharospasm

③ asthenopia   ④ corectopia

⑤ diplopia

> **해설** • 동공 편위는 동공이 한쪽으로 치우친 상태이다.
> **정답** ④

55 왼쪽 귀를 의미하는 약어는?

① auris dextra   ② auris uterque

③ binocular   ④ auris sinistra

⑤ oculus uterque

정답 ④

56 안검외반을 의미하는 용어는?

① ectropion   ② entropion

③ epiphora   ④ glaucoma

⑤ strabismus

정답 ①

57 안구의 가장 바깥층으로 안구를 싸고 있으면서 표면이 흰 부위는?

① ciliary body   ② sclera

③ choroid   ④ conjunctiva

⑤ retina

해설 • 공막은 눈의 흰자위 부분이다.

정답 ②

58 uvea의 동의어로 알맞은 것은?

① pupil   ② sclera

③ choroid   ④ conjunctiva

⑤ retina

정답 ③

의학용어
필기시험문제집

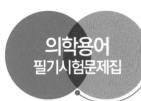
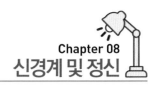
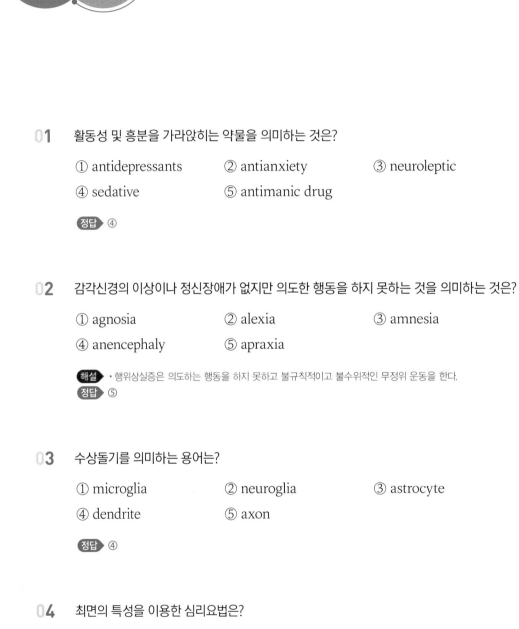

01 활동성 및 흥분을 가라앉히는 약물을 의미하는 것은?

① antidepressants   ② antianxiety   ③ neuroleptic

④ sedative   ⑤ antimanic drug

정답 ④

02 감각신경의 이상이나 정신장애가 없지만 의도한 행동을 하지 못하는 것을 의미하는 것은?

① agnosia   ② alexia   ③ amnesia

④ anencephaly   ⑤ apraxia

해설 • 행위상실증은 의도하는 행동을 하지 못하고 불규칙적이고 불수의적인 무정위 운동을 한다.
정답 ⑤

03 수상돌기를 의미하는 용어는?

① microglia   ② neuroglia   ③ astrocyte

④ dendrite   ⑤ axon

정답 ④

04 최면의 특성을 이용한 심리요법은?

① reality therapy   ② cognitive therapeutic exercise

③ psychodrama   ④ hypnosis

⑤ psychoanalysis

정답 ④

05 뇌신경 중 망가지면 deafness가 올 수 있는 신경은 무엇인가?

① glossopharyngeal nerve ② vestibulocochlear nerve

③ hypoglossal nerve ④ trigeminal nerve

⑤ trochlear nerve

해설 • 내이신경이 망가지면 난청이 올 수 있다.
정답 ②

06 혀 운동을 주관하는 뇌 신경은?

① olfactory nerve ② vestibulocochlear nerve

③ facial nerve ④ glossopharyngeal nerve

⑤ hypoglossal nerve

해설 • 설하 신경에서 혀 운동을 주관한다.
정답 ⑤

07 뇌혈류의 갑작스런 감소로 단기간의 의식이 상실되는 증상은?

① stupor ② syncope

③ coma ④ somnolence

⑤ somnambulism

해설 • 실신은 단기간의 의식이 상실되는 것이다.
정답 ②

08 신경 전달물질(neurotransmitter)을 분비하며 세포를 흥분시키거나 자극을 신경섬유를 통해서 전달하는 역할을 하는 것은?

① synapse ② soma

③ ganglion ④ ependymal cell

⑤ astrocytes

정답 ①

09 주로 소아에게 발생하며 고열로 인하여 발생하는 경련은?

① myoclonus
② vasospasm
③ febrile convulsion
④ blepharoclonus
⑤ colpismus

해설 • 열성경련은 소아에게 발생하는 고열에 의한 경련이다.
정답 ③

10 본인이 처해 있는 시간, 사람, 장소에 대하여 상실된 상태를 무엇이라고 하는가?

① dissociation
② disorientation
③ dysphoria
④ displacement
⑤ depression

해설 • 지남력 장애는 시간, 사람, 장소에 대하여 상실된 상태를 의미한다.
정답 ②

11 수질과 수초를 가지고 있는 신경섬유는?

① myelinated nerve fiber
② unmyelinated fiber
③ naked nerve fiber
④ dendrite
⑤ axon

해설 • 수질과 수초를 가지고 있는 섬유는 유수신경섬유이다.
정답 ①

12 통증을 제거하기 위하여 척수 전외부를 절단하는 수술은?

① discectomy
② ganglionectomy
③ lamiectomy
④ chordotomy
⑤ neurotomy

해설 • 척수전삭절단술은 통증 제거를 위하여 척수전외부를 절단하는 수술이다.
정답 ④

13 soma의 동의어로 올바른 것은?

① afferent nerve　　　　② efferent nerve

③ ganglion　　　　　　④ axon

⑤ cell body

정답 ⑤

14 실제로 존재하는 위험에 대하여 느끼는 심리 상태를 무엇이라고 하는가?

① anxiety　　　　　　② apathy

③ ambivalence　　　　④ narcissism

⑤ dysphoria

해설 • 불안은 가슴이 뛰는 등 신체적 반응을 동반하며 자신의 상상이나 내부적 갈등에 의해 생긴다.

정답 ①

15 뇌척수액을 만드는 세포는?

① synapse　　　　　　② oligodendroglia

③ ganglion　　　　　　④ ependymal cell

⑤ astrocytes

해설 • 상의세포는 뇌와 척수를 순환하는 뇌척수액을 만든다.

정답 ④

16 운동 신경계를 관찰하기 위하여 걷는 상황을 살펴보아서 소뇌병변이 있는지 살피는 검사는?

① Brudzinski's sign　　② Babinski's reflex

③ Romberg's sign　　　④ deep tendon reflex

⑤ Kernig'ssign

정답 ③

17 약물을 장기간 복용한 경우 약물을 중지한 후 나타나는 고통이 수반되는 증상은?

① Marfan's syndrome   ② Sick sinus syndrome

③ Withdrawal syndrome   ④ Dumping syndrome

⑤ anxiety syndrome

> **해설** • 금단 증후군은 알코올이나 약물 등을 장기간 복용 후 중지한 경우 나타나는 증상이다.
> **정답** ③

18 neuroglia에 해당하지 않는 것은?

① microglia   ② oligodendrocyte

③ astrocyte   ④ ependymal cell

⑤ reticulocytes

> **해설** • 신경교에는 상의세포, 성상교세포, 회돌기세포, 소교세포가 있다.
> **정답** ⑤

19 중추신경계의 장애로 말하는데 어려움을 겪는 뇌 질환은?

① dysphasia   ② dyslexia

③ dyskinesia   ④ epilepsy

⑤ encephalitis

> **해설** • 부전실어증은 언어장애로 말을 약간 할 수 있다.
> **정답** ①

20 항조증 약물을 의미하는 용어는?

① antidepressants   ② antianxiety

③ neuroleptic   ④ sedative

⑤ antimanic drug

> **정답** ⑤

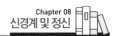

21 Bell's palsy와 관련있는 뇌신경은?

① olfactory nerve
② vestibulocochlear nerve
③ facial nerve
④ glossopharyngeal nerve
⑤ hypoglossal nerve

해설 • 표정근을 지배하는 신경은 안면신경이다.
정답 ③

22 myelin을 생산하고 신경흥분을 전달하는 신경세포는?

① microglia
② oligodendrocyte
③ astrocyte
④ ependymal cell
⑤ reticulocytes

해설 • 회돌기교 세포에서 신경흥분을 전달한다.
정답 ②

23 narcoma의 동의어로 올바른 것은?

① confusion
② convulsion
③ delirum
④ semicoma
⑤ dementia

정답 ④

24 건망증을 나타내는 용어는?

① delirium tremens
② autism
③ sadism
④ acrophobia
⑤ amnestic syndrome

정답 ⑤

25 3개층의 수막 중 백색 결합 조직으로 가장 바깥쪽에 있는 막은?

① dura mater　　　　　　② arachnoid membrane

③ pia mater　　　　　　　④ subarachnoid

⑤ falx cerebri

해설 · 3개층의 수막 중 가장 바깥쪽의 막은 경막이다.
정답 ①

26 통증 자극에는 반응을 보이지만 의식은 돌아오지 않는 상태는?

① confusion　　　② convulsion　　　③ delirum

④ semicoma　　　⑤ dementia

해설 · 착란은 의식장애 중 통증 자극에는 반응을 보인다.
정답 ①

27 지주막과 경막 사이의 출혈은?

① piaarachnoid hemorrhage　　② subdural hemorrhage

③ intraventricular hemorrhage　④ extradural hemorrhage

⑤ subarachnoid hemorrhage

해설 · 경막과 지주막사지의 출혈은 경막하 출혈이다.
정답 ②

28 epilepsy에 대한 설명으로 틀린 것은?

① 발작기간 동안 기억이 없다.

② 반드시 aura가 없다.

③ 발작적으로 오는 의식장애와 경련을 보인다.

④ myoclonic epilepsy는 대발작과 사지근위부에 tremor가 일어난다.

⑤ petit epilepsy는 운동성 경련없이 의식의 상실만 수반되는 발작이다.

정답 ②

29 정신분열병의 한 유형으로 과대망상으로 환각을 동반하는 상태는?

① latent type   ② paranoid type

③ catatonic type   ④ hebephrenic type

⑤ schizoaffective type

정답 ②

30 시각능력에 이상이 없지만 글자를 읽지 못하는 증상은?

① agnosia   ② alexia   ③ amnesia

④ anencephaly   ⑤ apraxia

해설 • 실독증은 읽기언어상실증이다.
정답 ②

31 기억이나 냄새 등에 대한 역할을 하며 전두엽 아래에 위치하고 있는 것은?

① frontal lobe   ② parietal lobe

③ temporal lobe   ④ occipital lobe

⑤ cerbellum

해설 • 측두엽에서 맛보고 냄새 맡고 기억 등에 관련한다.
정답 ③

32 일시적으로 근력이 약화와 운동에 의하여 심해지는 신경근육 접합부의 신경 전달 장애 질병은?

① myasthenia gavis   ② myoalagia

③ myelitis   ④ nacosis

⑤ myofascial pain dysfunction syndrome

해설 • 중증근육무력증은 근육이 신경으로부터 전달된 신호에 반응하는 것을 침범하여 발생하는 질병이다.
정답 ①

33 실제와는 다른 것을 있었던 것처럼 확신을 가지고 말을 하거나 그것이 허위라는 것을 인식하지 못하는 정신병 증상은?

① hyperkinetics   ② hyperphasia

③ mutism   ④ confabulation

⑤ narcissism

해설 • 작화증은 대뇌 기질적 병터가 있는 환자에게 나타난다.
정답 ④

34 뇌에 깊숙이 있으며 감각정보를 대뇌 피질로 전달될 때 중계 역할을 하는 것은?

① hypothalamus   ② epithalamus

③ thalamus   ④ metathalamus

⑤ mesencephalon

해설 • 시상에서 뇌에 깊숙이 있으며 감각정보를 대뇌 피질로 전달될 때 중계 역할을 한다.
정답 ③

35 대뇌반구와 뇌간안에 연결되어 뇌척수액이 흐르는 곳은?

① dura mater   ② arachnoid membrane

③ pia mater   ④ subarachnoid

⑤ ventricle

해설 • 뇌실은 대뇌반구와 뇌간안에 연결되어 형성된 공간이다.
정답 ⑤

36 높은 곳을 병적으로 무서워하는 질병은?

① acrophobia   ② phagophobia

③ agoraphobia   ④ hypnophobia

⑤ sitophobia

해설 • 고소공포증은 높은 곳을 병적으로 무서워하는 질병이다.
정답 ①

37 뇌와 척수이외의 장소에 있는 신경세포의 집단은 무엇인가?

① microglia   ② neuroglia

③ astrocyte   ④ dendrite

⑤ ganglion

> **해설** • 신경절은 신경세포체를 구성하는 신경조직 집단이다.
> **정답** ⑤

38 허혈성 뇌졸증의 유형이 아닌 것은?

① transient ischemic attack

② epidural hemorrhage

③ revisible ischemic neurologic detect

④ cerebral infarction

⑤ lacunes

> **해설** • 경막외 출혈은 경막과 두개골 사이에 출혈이 있는 것이다.
> **정답** ②

39 medbrain의 동의어로 올바른 것은?

① hypothalamus   ② epithalamus

③ thalamus   ④ metathalamus

⑤ mesencephalon

> **정답** ⑤

40 현기증의 원인 질환에 해당하지 않는 것은?

① vertebrobasilar insufficiency   ② vestibular neuronitis

③ menieres disease   ④ labyrinthitis

⑤ delirum

> **정답** ⑤

41 사람이나 사물에 대하여 동일 대상에 대하여 서로 상반되는 감정이 존재하는 이중성을 의미하는 것은?

① anxiety
② apathy
③ ambivalence
④ narcissism
⑤ dysphoria

정답 ③

42 대뇌와 척수를 이어주는 다리 역할을 하는 것은?

① cerebellum
② brain stem
③ pons
④ medulla oblongata
⑤ diencephalon

해설 · 뇌간은 대뇌와 척수를 이어주는 다리 역할을 한다.
정답 ②

43 뇌에 급격한 혈액 공급의 차단으로 조직이 죽는 것을 의미하는 것은?

① cerebral infarction
② encephalitis
③ transient ischemic attack
④ cerebral aneurysm
⑤ chorea

정답 ①

44 좌골신경이 지나가는 곳의 통증을 의미하는 것은?

① poliomyelitis
② polyneuritis
③ sciatica
④ seizure
⑤ somnamulism

해설 · 좌골신경통은 신경의 압박이나 외상으로 인하여 좌골 신경이 지나는 곳의 통증을 의미한다.
정답 ③

45 외부의 자극이 없는데 외부에서 자극이 있는 것처럼 느끼는 현상을 무엇이라고 하는가?

① fantasy
② hypochondriasis
③ hallucination
④ illusion
⑤ mania

해설 · 외부의 자극이 없는데 외부에서 자극이 있는 것처럼 느끼는 현상을 환각이라고 한다.
정답 ③

46 뇌의 부분으로 신체의 균형을 유지하는 역할을 하고 근 골격계의 조절을 하는 곳은?

① cerebellum
② cerebrum
③ pons
④ medulla oblongata
⑤ midbrain

해설 · 소뇌는 후두엽 아래에 위치하며 신체 균형을 유지하고 근 골격계의 조절과 통제를 한다.
정답 ①

47 출산 시 대뇌 손상으로 지능이 저하되면서 지적장애, 경련, 언어장애, 학습부진, 시각 및 청각장애를 동반하는 질환은?

① cerebral contusion
② cerebral concussion
③ causalgia
④ cerebral palsy
⑤ cerebrovascular accident

해설 · 뇌성마비는 출생 후 뇌의 손상으로 비진행성 운동 신경 및 정신장애를 일으킨다.
정답 ④

48 외부의 자극을 잘못 판단하는 현상을 무엇이라고 하는가?

① fantasy
② hypochondriasis
③ hallucination
④ illusion
⑤ mania

정답 ④

49 시상 밑에 위치하였으며 생체내부의 항상성을 유지하는 것은?

① hypothalamus
② epithalamus
③ thalamus
④ metathalamus
⑤ mesencephalon

해설 • 시상하부는 시상 밑에 위치한 자율신경계 조절센터이다.
정답 ①

50 물체를 눈으로 보고 인식을 못하는 것은?

① aphasia
② astereognosis
③ asthenia
④ ataxia
⑤ atopognosis

해설 • 입체감각소실은 촉각에 의한 물체 파악이 불가능하다.
정답 ②

51 stroke의 동의어로 올바른 것은?

① cerebral contusion
② cerebral concussion
③ causalgia
④ cerebral palsy
⑤ cerebrovascular accident

정답 ⑤

52 척수 바로 위에 있으며 호흡이나 심박동을 조절하는 기능을 담당하는 것은?

① cerebellum
② brain stem
③ pons
④ medulla oblongata
⑤ diencephalon

해설 • 연수에서 호흡, 심장의 중추 기능을 한다.
정답 ④

53 뇌졸중 이후에 발생하며 마비이면서 경련이 동반되는 질환은?

① quadriplgia
② hemiparesis
③ spastic paralysis
④ flaccid paralysis
⑤ facial palsy

해설 • 경성마비는 중추신경의 장애로 경련이 있는 마비이다.
정답 ③

54 자신이 상태를 과장하여 신격인 존재나 또는 유능하다는 등의 과장된 상태를 사실인 것 처럼 믿는 질환은?

① grandiose delusion
② persecutory delusion
③ delusion of reference
④ delirium
⑤ depression

정답 ①

55 다음 용어의 뜻이 틀린 것은?

① diencephalon 간뇌
② hypophysis - 시상하부
③ pons - 교뇌
④ medulla oblongata - 연수
⑤ leptomeninges - 연수막

정답 ②

56 발작적으로 수면에 빠지는 질환은?

① myasthenia gavis
② myoalagia
③ myelitis
④ myofascial pain dysfunction syndrome
⑤ nacosis

해설 • 발작성 수면은 갑작스럽게 통제할 수 없는 수면 욕구가 있다.
정답 ⑤

57 자기 자신의 내면 세계에만 빠져있고 외부의 자극에 무관심한 어린이의 정신장애를 나타내는 용어는?

① compulsion　　　② apathy　　　③ ambivalence

④ narcissism　　　⑤ autism

해설 • 자폐증은 사회적 반응에 대한 결여를 특징으로 어린이의 정신장애이다.

정답 ⑤

58 뇌신경 중 망가지면 anosmia가 올 수 있는 신경은 무엇인가?

① olfactory nerve　　　② abducens nerve

③ vestibulocochlear nerve　　　④ glossopharyngeal nerve

⑤ hypoglossal nerve

해설 • 1번 후각 신경에 문제가 생기면 anosmia이 생긴다.

정답 ①

59 척수 신경 손상에 의하여 양측 하지나 하반신의 마비를 의미하는 것은?

① quadriplgia　　　② hemiparesis

③ spastic paralysis　　　④ flaccid paralysis

⑤ paraplegia

해설 • 양측 하지 마비는 척수 신경의 손상으로 허리 아래쪽으로 양쪽 하지만 하반신의 마비이다.

정답 ⑤

60 안면 신경의 한쪽에 마비가 오는 질환은?

① ataxic hemiparesis　　　② acroparalysis

③ bell's palsy　　　④ paralytic ectropion

⑤ hemiparesis

해설 • 편측 안면 마비는 얼굴 근육을 지배하는 안면 신경의 한쪽에 마비가 오는 것이다.

정답 ③

61 체성신경계에 대한 내용으로 틀린 것은?

① 근육 또는 뼈가 운동할 때 관여하는 신경이다.

② 뇌신경 12쌍을 가지고 있다.

③ 척수신경 31쌍을 가지고 있다.

④ 교감신경과 부교감 신경을 가지고 있다.

⑤ 골격근과 수의근을 관여하는 신경이다.

정답 ④

62 특별한 이유없이 아무런 예고없이 갑자기 심한 불안 발작과 갑작스런 공포를 느끼는 불안장애를 의미하는 것은?

① mutism

② obsessive compulsive disorder

③ paranoia

④ psychgenic amesia

⑤ panic disorder

해설 • 공황장애는 극도의 공포심과 불안 증상을 말한다.
정답 ⑤

63 자신과 관련된 것에만 주의를 기울이고 타인에 대하여서는 무시하거나 관심을 가지지 않는 것을 의미하는 용어는?

① anxiety   ② apathy

③ ambivalence   ④ narcissism

⑤ dysphoria

해설 • 무감동은 자신과 관련된 것에만 주의를 기울이고 타인에 대하여서는 무시하거나 관심을 가지지 않고 냉담한 것이다.
정답 ②

64 뇌신경의 담당 기능이 잘못 연결된 것은?

① glossopharyngeal nerve - 설인신경

② vestibulocochlear nerve - 동안신경

③ hypoglossal nerve - 설하신경

④ trigeminal nerve - 삼차신경

⑤ trochlear nerve - 활차신경

정답 ②

65 shaking palsy와 동의어로 올바른 것은?

① Alzheimer's disease ② Von Recklinghausen's disease

③ Bell's palsy ④ Parkinson's disease

⑤ amyotrophic lateral sclerosis

정답 ④

66 뇌실에 뇌척수액이 비정상적으로 축척하는 질병은?

① hyperesthesia ② hypnosis

③ lethargy ④ hydrocephalus

⑤ meningocele

해설 • 수두증은 뇌실에 뇌척수액이 비정상적으로 축척하는 질병이다.

정답 ④

67 심장, 소화기관 등 불수의적 기능을 지배하는 신경계는?

① central nervous system ② somatic nervous system

③ autonomic nervous system ④ periphral nervous system

⑤ cranial nervous system

해설 • 자율신경계에서는 내장의 불수의적 기능을 하며 교감신경과 부교감 신경이 있다.

정답 ③

68 18세 이하의 소아에게 흔하게 발생하는 원발성 악성 뇌종양으로 소뇌 바깥쪽 소뇌반구 분위에 발생하며 뇌척수액을 따라 전이가 잘되는 것으로 두통, 구토, 외전신경마비가 일어날 수 있는 질환은?

① glioma   ② medulloblastoma   ③ astrocytoma

④ glioblastoma   ⑤ ependymoma

> **해설** · 수질모세포종은 소아에게 발생하는 악성 뇌종양이다.
> **정답** ②

69 Tic douloureux와 동의어는?

① trigeminal neurlgia   ② Von Recklinghausen's disease

③ Bell's palsy   ④ Parkinson's disease

⑤ amyotrophic lateral sclerosis

> **정답** ①

70 다음 중 sympathetic nerve에 대한 내용으로 틀린 것은?

① 동공 확대   ② 혈압 상승

③ 혈관 수축   ④ 배설기능 향상

⑤ 심박동수 증가

> **해설** · 교감신경에 대한 신체 반응중 배설기능은 저하된다.
> **정답** ④

71 Von Recklinghausen's disease와 동의어로 올바른 것은?

① neurofibroma   ② neurofibromatosis

③ paresthesia   ④ flaccid paralysis

⑤ spastic paralysis

> **정답** ②

72 공간적 감각, 시각, 청각, 촉각, 색에 대하여 인지하지 못하는 증상은?

① agnosia ② alexia

③ amnesia ④ anencephaly

⑤ apraxia

> **해설** • 인식불능은 자극을 인식하지 못한다.
> **정답** ①

73 대뇌기능 장애로 정신적인 혼돈 상태로 헛소리, 지남력 장애 등을 나타나는 것은?

① confusion ② convulsion

③ delirum ④ semicoma

⑤ dementia

> **해설** • 섬망은 대뇌 기능의 장애로 정신적인 혼돈 상태인 병적 정신 상태이다.
> **정답** ③

74 기억을 읽어버리는 것을 무엇이라고 하는가?

① agnosia ② alexia

③ amnesia ④ anencephaly

⑤ apraxia

> **해설** • 기억상실증은 특히 과거의 일을 생각해내지 못하는 것이다.
> **정답** ③

75 척수에 매독균이 침범하여 locomotor ataxia이 일어나는 질병은?

① glioma ② glioblastoma

③ astrocytoma ④ tabes dorsalis

⑤ trigeminal neuralgia

> **해설** • 척수로는 중추신경계의 매독균이 감염이 된 것이다.
> **정답** ④

76 언어 중추의 상해를 입은 경우 일어나는 언어 상실증을 의미하는 것은?

① aphasia   ② astereognosis

③ asthenia   ④ ataxia

⑤ atopognosis

> **해설** • 실어증은 말하거나 글쓰는 것 등 언어의 이해력이 없어진 것이다.
> **정답** ①

77 폴리오 바이러스에 의한 신경계의 감염으로 척추와 근육의 기형과 마비를 초래하는 질환은?

① poliomyelitis   ② polyneuritis

③ sciatica   ④ seizure

⑤ somnamulism

> **해설** • 소아마비는 바이러스에 의한 척수 회백질의 염증이다.
> **정답** ①

78 자신의 생각을 표현하고 남의 말을 이해하지만 이해한 것을 말로 옮기는 것에 이상이 있는 상실증은?

① global aphasia   ② conduction aphasia

③ auditory aphasia   ④ optic aphasia

⑤ motor aphasia

> **해설** • 전도성 언어상실증은 남의 말에 대한 이해를 표현하여 말로 옮기는 것이 이상이 있는 실환이다.
> **정답** ②

79 amyotrophic lateral sclerosis의 동의어로 올바른 것은?

① huntington disease   ② dementia

③ meningioma   ④ agnosia

⑤ Lou Gehrig disease

> **정답** ⑤

80 얼굴이나 손, 발 등 사지 근육이 불수의적으로 연축되는 질병은?

① cerebral infarction　　　　② encephalitis

③ transient ischemic attack　　④ cerebral aneurysm

⑤ chorea

해설 ・무도병은 얼굴이나 사지의 근육이 불수의적으로 연축되는 질병이다.

정답 ⑤

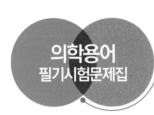 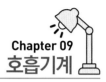

01   혈액과 조직과의 가스 교환을 무엇이라고 하는가?

① inhalation   ② exhalation

③ internal respiration   ④ external respiration

⑤ expiration

해설 · 혈액과 조직과의 가스 교환을 내호흡이라고 한다.

정답 ④

02   공기를 폐에서 내쉬는 숨을 무엇이라고 하는가?

① inhalation   ② exhalation

③ internal respiration   ④ external respiration

⑤ expiration

정답 ⑤

03   다음 중 공기가 코에서 폐까지 전달되는 흐름이 맞는 것은?

① nose - pharynx - - bronchus - larynx - lung

② nose - larynx - pharynx - bronchus - lung

③ nose - pharynx - larynx - bronchus - lung

④ nose - bronchus - larynx - pharynx - lung

⑤ nose - bronchus - pharynx - larynx - lung

정답 ③

04 upper respiratory tract와 관련이 없는 것은?

가. trachea   나. bronchus
다. larynx   라. pharynx
마. nasal cavity

① 가, 나   ② 나, 다
③ 다, 라   ④ 라, 마
⑤ 가, 마

해설 • 상부호흡기도에는 후두, 인두, 비강으로 구성되어 있다.
정답 ①

05 충혈되면 코선반이 팽창되는 비강으로 뻗어나가는 나팔 모양의 비갑개를 의미하는 것은?

① naris   ② turbinal
③ nasopharynx   ④ laryngopharynx
⑤ septum

해설 • 비갑개가 충혈되면 부비동염을 유발한다.
정답 ②

06 음식물이 삼킬 때는 후두를 막아서 음식물이 기도로 들어가는 것을 방지해주는 얇은 막의 연골 조직은?

① larynx   ② pharynx
③ bronchus   ④ epiglottis
⑤ trachea

해설 • 후두개는 후두를 덮고 있는 얇은 막의 연골 조직이다.
정답 ④

07 adenoid와 동의어로 올바른 것은?

① tonsil   ② pharyngeal tonsil
③ nasopharynx   ④ laryngopharynx
⑤ oropharynx

정답 ②

08 발성과 호흡작용을 하는 기관은?

① larynx   ② pharynx
③ bronchus   ④ epiglottis
⑤ trachea

해설 • 후두는 인두와 기관 사이의 부분이다.
정답 ①

09 후두의 아래와 뒤를 형성하고 있는 둥근 모양의 연골은?

① bone cartilage   ② cricoide cartilage
③ thyroid cartilage   ④ fibrous cartilage
⑤ elastic cartilage

해설 • 후두 아래 부위에는 윤상연골을 가지고 있다.
정답 ②

10 후두와 식도를 연결하며 음식물과 공기를 통과시키는 곳은?

① tonsil   ② adenoid
③ nasopharynx   ④ laryngopharynx
⑤ oropharynx

해설 • 후두 인두에서 음식물과 공기도 통과시킨다.
정답 ④

11 wind pipe와 동의어로 올바른 것은?

① larynx   ② pharynx

③ bronchus   ④ epiglottis

⑤ trachea

정답 ⑤

12 양쪽 폐를 분리하고 있는 기관으로써 가슴에서 폐를 제외한 곳을 무엇이라고 하는가?

① pleura   ② bronchus

③ mediastinum   ④ diaphragm

⑤ pericardium

해설 • 종격동는 흉부를 왼쪽과 우측으로 나누는 격막이다.
정답 ③

13 폐의 가장 윗부분을 무엇이라고 하는가?

① apex   ② base

③ alveoli   ④ fundus

⑤ hilus

정답 ①

14 폐에 생기는 질병이 아닌 것은?

① tuberculosis   ② pleural effusion

③ pulmonary edema   ④ emphysema

⑤ atelectasis

정답 ②

15 폐측 흉막과 벽측 흉막 사이를 무엇이라고 하는가?

① mediastinum　　　　② diaphragm

③ pleural cavity　　　　④ peritoneum

⑤ mesentery

> **해설** • 흉막강은 벽측 흉막과 폐측 흉막 사이에 있다.
> **정답** ③

16 흉강과 복강을 구분하는 근육성의 격막은?

① mediastinum　　　　② diaphragm

③ pleural cavity　　　　④ peritoneum

⑤ mesentery

> **해설** • 횡격막은 근육성의 격막으로 호흡을 도와주는 역할을 한다.
> **정답** ②

17 호흡을 얕게 하는 상태를 의미하는 것은?

① hypopnea　　　　② hyperpnea

③ orthopnea　　　　④ paroxysmal nocturnal dyspnea

⑤ cheyne stokes respiration

> **해설** • 호흡 저하는 정상적인 호흡 보다 길이가 감소한 상태이다.
> **정답** ①

18 호흡수가 증가하고 호흡이 얕아진 상태로 울혈성 심부전 등에서 나타나는 것은?

① pnea　　　　② bradypnea

③ tachypnea　　　　④ eupnea

⑤ dyspnea

> **해설** • 빈호흡은 빠른 호흡을 의미한다.
> **정답** ③

19 정상적으로 하는 호흡을 무엇이라고 하는가?

① pnea
② bradypnea
③ tachypnea
④ eupnea
⑤ dyspnea

정답 ④

20 발성기관의 장애로 목소리가 나오지 못하는 것은?

① asphyxia
② aphonia
③ dysosmia
④ aphasia
⑤ dysphonia

해설 • 무성증은 목소리가 나오지 않는 것이다.
정답 ②

21 호흡의 깊이가 깊어졌다가 무호흡 상태로 되는 교대성 무호흡을 의미하는 것은?

① hypopnea
② hyperpnea
③ orthopnea
④ paroxysmal nocturnal dyspnea
⑤ cheyne stokes respiration

해설 • 교대성 무호흡은 괴롭고 세찬 호흡과 호흡 정지가 되풀이 된다.
정답 ⑤

22 천식이나 폐기종인 경우 청진기에서 들리는 소리는?

① rhonchi
② wheezes
③ stridor
④ laryngeal stridor
⑤ clear to auscultation

해설 • 천명은 좁아진 공기 통로에서 들리는 소리이다.
정답 ②

23 후각 신경의 장애로 냄새를 맡지 못하는 증상은?

① anosmia ② insomnia

③ dysosmia ④ osmidrosis

⑤ dysphonia

해설 • 무후각증은 냄새 맡는 기능이 없어진 것이다.
정답 ①

24 진폐증 환자가 하는 호흡은?

① hypopnea ② hyperpnea

③ orthopnea ④ paroxysmal nocturnal dyspnea

⑤ cheyne stokes respiration

해설 • 진폐증 환자는 기좌 호흡을 한다.
정답 ③

25 발성기관의 문제가 없지만 언어가 표현이 안되거나 언어를 이해하는 장애가 생긴 증상을 무엇이라고 하는가?

① asphyxia ② aphonia

③ dysosmia ④ aphasia

⑤ dysphonia

해설 • 실어증은 언어 표현력이나 이해력에 장애가 생긴 증상이다.
정답 ③

26 혈액에 이산화탄소가 과다하게 있는 상태를 무엇이라고 하는가?

① hypocapnia ② acapnia

③ hypercapnia ④ hyperoxia

⑤ hypoxia

해설 • 고탄산증은 혈액에 이산화탄소가 많이 있는 것이다.
정답 ③

27 다음 중 코피를 의미하는 용어는?

① rhinorrhea   ② epistaxis

③ expectoration   ④ hemoptysis

⑤ hematemesis

정답 ②

28 폐에서 나오는 피를 기침으로 배출하는 것을 무엇이라고 하는가?

① rhinorrhea   ② epistaxis

③ expectoration   ④ hemoptysis

⑤ hematemesis

해설 • 폐에서 피가 나오는 것을 객혈이라고 한다.
정답 ④

29 suffocation의 동의어로 올바른 것은?

① asphyxia   ② aphonia

③ dysosmia   ④ aphasia

⑤ dysphonia

정답 ①

30 폐의 공기유입 유출이 많아서 저 탄산증을 유발시킬 수 있는 상태는?

① hypocapnia   ② acapnia

③ hypercapnia   ④ hypoventilation

⑤ hyperventilation

해설 • 과환기는 폐에 공기가 너무 많아서 저탄산증을 유발한다.
정답 ⑤

31 후각의 장애로 냄새에 대하여 착오를 일으키는 것을 의미하는 것은?

① parosmia
② aphonia
③ dysosmia
④ aphasia
⑤ dysphonia

해설 • 착후는 후각에 대하여 병적인 상태를 의미한다.
정답 ①

32 폐포와 간질에 액체가 비정상적으로 축적된 상태를 의미하는 것은?

① pneumothorax
② pulmonary edema
③ pneumonia
④ pneumatosis
⑤ pneumoconiosis

해설 • 폐부종은 폐포에 액체가 과도하게 축적된 것이다.
정답 ②

33 hay fever와 동의어로 올바른 것은?

① fever blister
② fever convulsion
③ allergic rhinitis
④ fever crisis
⑤ fever dehydration

정답 ③

34 기관지의 염증으로 생기는 호흡곤란, 발작적인 천명, 기침 등을 동반하는 증상은?

① asphyxia
② atelectasis
③ bronchiectasis
④ asthma
⑤ dysphonia

해설 • 기관지의 염증으로 인하여 기관지 수축되면서 천식 증상이 나타난다.
정답 ④

35 폐의 불완전한 확장으로 폐에 공기가 부족하게 되면 산소 결핍으로 제기능을 못하는 상태를 무엇이라고 하는가?

① asphyxia
② atelectasis
③ bronchiectasis
④ asthma
⑤ dysphonia

해설 • 무기폐는 폐의 부피가 줄어든 상태이다.
정답 ②

36 세기관지 확장증에 대한 용어가 맞는 것은?

① bronchiectasis
② bronchospasm
③ bronchiolectasis
④ broncholitis
⑤ bronchitis

정답 ③

37 head cold와 동의어는?

① cor pulmonale
② deflected nasal septum
③ emphysema
④ coryza
⑤ hyaline membrane disease

정답 ④

38 submucous rescetion으로 치료하는 질환은?

① cor pulmonale
② deflected nasal septum
③ emphysema
④ coryza
⑤ hyaline membrane disease

해설 • 비중격 굴신은 점막하절제술로 치료한다.
정답 ②

39 미숙아에게 발생하는 호흡기 질환으로 폐가 미성숙하여 폐포에 표면활성제 분비 부족으로 발생하는 질병은?

① cor pulmonale ② deflected nasal septum
③ emphysema ④ coryza
⑤ hyaline membrane disease

> **해설** • 유리질막병은 폐의 발달이 미숙한 미숙아에게 주로 발생한다.
> **정답** ⑤

40 쇳소리 기침과 숨을 들이마실 때 협착음이 들리거나 호흡곤란을 일으키는 croup과 동의어는?

① laryngotracheobronchitis ② laryngospasm
③ laryngitis ④ bronchogenic carcinoma
⑤ bronchiectatic carcinoma

> **정답** ①

41 백일해를 의미하는 용어는?

① empyema ② pertussis
③ pharyngitis ④ pneumothorax
⑤ mesothelioma

> **정답** ②

42 흉강에 액체가 고인 상태로 empyema와 hemothorax을 통칭하는 용어는 무엇인가?

① pneumoconiosis ② hydrothorax
③ pleural effusion ④ pyothorax
⑤ pulmonary abscess

> **해설** • 흉수는 흉강에 액체가 고인 상태이다.
> **정답** ③

43 흉강에 혈액이 고인 상태를 무엇이라고 하는가?

① pneumoconiosis　　　　　② hydrothorax

③ pleural effusion　　　　　④ hemothorax

⑤ pulmonary abscess

> 해설 • 혈흉은 흉강에 혈액이 고인 상태를 말한다.
> 정답 ④

44 탄광에서 일하는 광부에게 발생 빈도가 높은 질병은?

① pneumoconiosis　　　　　② thoracosis

③ cor pulmonale　　　　　　④ pleurisy

⑤ pneumothorax

> 해설 • 진폐증은 폐에 먼지가 차 있는 만성 폐질환이다.
> 정답 ①

45 진폐증에 속하지 않는 것은 무엇인가?

① siderosis　　　　　　② silicosis

③ anthracosis　　　　　④ byssinosis

⑤ pneumonia

> 정답 ⑤

46 목으로 삼킨 음식물이 기관지 및 폐로 들어가서 생기는 폐렴은 무엇인가?

① acute pneumonia　　　　　② aspiration pneumonia

③ bronchopneumonia　　　　④ indurative pneumonia

⑤ giant cell pneumonia

> 해설 • 흡인성 폐렴은 기관지 및 폐로 음식물이 잘못 들어가서 생기는 폐렴이다.
> 정답 ②

47 흉강에 공기가 들어간 상태를 무엇이라고 하는가?

① pulmonary abscess　　　　② pyothorax

③ pneumothorax　　　　④ hydrothorax

⑤ thoracosis

> **해설** • 기흉은 폐나 흉벽이 뚫려 흉강에 공기가 들어간 상태이다.
> **정답** ③

48 폐에 영양 공급하는 혈관이 막혀서 폐 조직이 괴사를 일으키는 것은?

① pulmonary hemorrhage　　　　② pulmonary abscess

③ pulmonary tuberculosis　　　　④ pulmonary embolism

⑤ pulmonary edema

> **해설** • 폐색전증은 혈전으로 인한 폐 순환의 폐쇄를 말한다.
> **정답** ④

49 mantoux teat, sputum culture에 의하여 진단을 내릴 수 있는 진단명은?

① pulmonary hemorrhage　　　　② pulmonary abscess

③ pulmonary tuberculosis　　　　④ pulmonary embolism

⑤ pulmonary edema

> **해설** • 망토우 검사는 소아에 실시하는 검사 방법이고 객담배양 검사는 폐 촬영시 실시한다.
> **정답** ③

50 만성 비염이나 비중격만곡증을 방치해 둔 경우 하 비갑개가 두꺼워져 비폐색이 생기는 질병은?

① nasopharyngitis　　　　② sinusitis

③ allergic rhinitis　　　　④ hypertropic rhinitis

⑤ atrophic rhinitis

> **해설** • 비후성 비염은 만성 비염이나 비중격만곡증을 방치해 둔 경우 하 비갑개가 두꺼워져 비폐색이 생기는 질병이다.
> **정답** ④

51 Coldwell Luc operation이 동의어로 올바른 것은?

① atrioseptostomy ② apicostomy

③ ateriotomy ④ adenoidectomy

⑤ radial maxillary antrotomy

정답 ⑤

52 기관에 구멍을 뚫는 수술은?

① tracheostomy ② thoracotomy

③ septoplasty ④ tracheotomy

⑤ turbinectomy

해설 ・기관누공형성술은 기관에 구멍을 뚫어서 기도를 확보한다.

정답 ①

53 심박동을 소생시키기 위하여 인공호흡과 흉부 마사지를 시행하는 방법은?

① endotracheal intubation ② cardiopulmonary resuscitation

③ incentivespirometry ④ mechanical ventilation

⑤ tracheal aspiration

정답 ②

54 기침을 멎게 해주는 약은?

① antipyretics ② antacids

③ antitussives ④ bronchodilator

⑤ anticoagulant

정답 ③

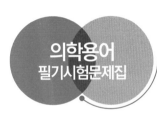
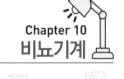
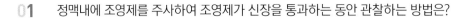

01 정맥내에 조영제를 주사하여 조영제가 신장을 통과하는 동안 관찰하는 방법은?

① KUB

② retrograde pyelogram

③ ultrasonography

④ angiography

⑤ IVP

해설 • 경정맥신우조 영상은 정맥내에 조영제를 주사하여 조영제가 신장을 통과하는 것을 관찰하는 것이다.

정답 ⑤

02 urine의 배뇨 과정에 대하여 올바른 것은?

① glomerular filtration → tubular reabsorption → tubular secretion → renal pelvis → ureter → uriary bladder → urethra → urination

② glomerular filtration → tubular secretion → tubular reabsorption → renal pelvis → ureter → uriary bladder → urethra → urination

③ glomerular filtration → renal pelvis → tubular reabsorption → tubular secretion → ureter → uriary bladder → urethra → urination

④ glomerular filtration → ureter → tubular reabsorption → tubular secretion → renal pelvis → uriary bladder → urethra → urination

⑤ glomerular filtration → urethra → tubular reabsorption → tubular secretion → renal pelvis → ureter → uriary bladder → urination

정답 ①

03 다음 중 신장이 기능에 대한 설명이 틀린 것은?

① 체액의 항상성 유지 ② 혈압조절

③ 전해질 균형 ④ 수분균형

⑤ 대사산물 흡수

> **해설** · 대사산물 배설을 한다.
> **정답** ⑤

04 azotemia의 동의어로 올바른 것은?

① uremia ② hematuria

③ enuresis ④ pyemia

⑤ nephrosis

> **정답** ①

05 방광에서 요를 배출할 때 힘이 부족한 것을 무엇이라고 하는가?

① anuria ② urgency

③ atony of bladder ④ uremia

⑤ strangury

> **해설** · 방광무긴상증은 방광에서 요를 배출할 때 힘이 부족한 것이다.
> **정답** ③

06 ureteral obstruction으로 한쪽이나 양쪽 신장의 renal pelvis나 calyx에 소변이 가득차서 확장된 상태로 정체된 상태는?

① ureteral stenosis ② hydroureter

③ pyoureter ④ ureterectasis

⑤ hydronephrosis

> **해설** · 수신증은 요관폐색으로 인하여 요가 정체되어 있는 상태이다.
> **정답** ⑤

07 배뇨억제 중추에 해당하는 것은?

① hypothalamus   ② mesencephalon

③ pons   ④ medulla oblongata

⑤ diencephalons

해설 · 배뇨억제 중추는 중뇌이다.
정답 ②

08 여성에게 주로 발생하며 방광이 질 쪽으로 내려온 것을 의미하는 것은?

① ureterolithiasis   ② cystocele

③ nephroptosis   ④ nephrocalcinosis

⑤ nephromegaly

해설 · 방광류는 방광이 질쪽으로 내려온 것이다.
정답 ②

09 대부분의 수분이 모두 재흡수 되며 상피세포로 구성된 부위는?

① glomerulus   ② renal pelvis

③ proximal convoluted tubule   ④ proximal convoluted tubule

⑤ diastal convoluted tubule

해설 · 근위곡세뇨관에서 대부분의 수분을 재 흡수한다.
정답 ③

10 신장에 돌이 있는 병적상태는?

① ureteral stenosis   ② hydroureter

③ nephrolithiasis   ④ ureterectasis

⑤ hydronephrosis

해설 · 신장결석증은 신장에 돌이 있는 상태이다.
정답 ③

11 신장 수질에 존재하는 것은?

① proximal convoluted tubule

② spindle microtubule

③ distal convolutedtubule

④ collecting tubule

⑤ glomerulus

 • 신장수질에 집합관이 존재한다.

 ④

12 주로 성인에게 발생하며 신장에 생기는 악성 종양은?

① renal cell carcinoma

② Wilm's tumor

③ hypernephroma

④ bladder cancer

⑤ nephromegaly

 • 부신종은 악성 종양으로 성인에게 많이 발생한다.

 ③

13 어린이가 밤에 수면중에 무의식적으로 방뇨하는 형태를 무엇이라고 하는가?

① strangury

② urinary incontinence

③ enuresis

④ stress urinary incontinence

⑤ nocturia

 ③

14 소변을 모아 요관으로 보내는 역할을 하는 것은?

① Henle's loop

② renal tubule

③ glomerulus

④ distal convoluted tubule

⑤ renal pelvis

 ⑤

15 직장과 방광 사이에 비정상적으로 통로가 생긴 상태를 의미하는 것은?

① cystocele ② anal fistula

③ urinary fistula ④ rectovesical fistula

⑤ vesicoureteral reflux

해설 • 직장방광루는 직장과 방광 사이에 비정상적으로 통로가 생긴 상태이다.
정답 ④

16 다음 Nephron의 순서가 올바른 것은?

가. glomerular capsule 나. Henle's loop

다. distal convoluter tubule 라. proximal convoluted tubule

마. collecting tubule

① 가 - 나 - 다 - 라 - 마

② 가 - 라 - 나 - 다 - 마

③ 나 - 가 - 다 - 마 - 라

④ 나 - 다 - 라 - 마 - 가

⑤ 가 - 마 - 나 - 다 - 라

정답 ②

17 항이뇨 호르몬 부족으로 인하여 1일의 소변의 양이 병적으로 증가하는 상태는?

① hydronephrosis ② pyelonephritis

③ glomerulonephritis ④ polycystic kidney

⑤ diabetes insipidus

해설 • 요붕증은 1일 소변의 양이 병적으로 증가하는 상태이다.
정답 ⑤

18 요관과 방광을 연결하여 주는 수술은?

① urostomy   ② ureterocystostomy

③ urethrotomy   ④ ureterolysis

⑤ urethroplasty

정답 ②

19 blood vessels, ureter, nerve가 출입하는 곳은?

① hilum   ② calyces

③ trigon   ④ sulcus

⑤ glomerulus

해설 • 신문으로 혈관, 요관 및 신경이 출입한다.
정답 ①

20 고혈압의 주요 원인이 되며 Bright's disease라고 하는 것은?

① hydronephrosis   ② pyelonephritis

③ glomerulonephritis   ④ polycystic kidney

⑤ diabetes insipidus

정답 ③

21 pyelolithotomy와 동의어로 올바른 것은?

① nephrolithotomy   ② cystolithotomy

③ ureterolithiasis   ④ cystectomy

⑤ nephrotomy

정답 ①

22 신장에서 방광까지 소변을 이동하는 관은?

① glomerulus ② urethra

③ ureter ④ renal pelvis

⑤ collecting tubule

해설 ・신장에서 방광까지 소변을 이동하는 관은 요관이다.
정답 ③

23 방광 및 요도 괄약근이 수의적으로 조절이 안되어 소변이 불수의적으로 배설되는 상태는?

① strangury ② urinary incontinence

③ enuresis ④ stress urinary incontinence

⑤ nocturia

해설 ・요실금은 방광 및 요도 괄약근이 수의적으로 조절이 안되어 소변이 불수의적으로 배설되는 상태이다.
정답 ②

24 소변을 체외로 이동시키는 한 개의 관은 무엇인가?

① glomerulus ② urethra

③ ureter ④ renal pelvis

⑤ collecting tubule

해설 ・소변을 체외로 이동시키는 한 개의 관은 요도이다.
정답 ②

25 요도에서 생기는 염증을 무엇이라고 하는가?

① urethrocystitis ② hydronephrosis

③ ureteral stenosis ④ urethritis

⑤ pyoureter

해설 ・요도에서 생기는 염증을 요도염이라고 한다.
정답 ④

26 소변에서 세균이 검출되는 상태를 무엇이라고 하는가?

① ketonuria　　　　　　　　② pyuria

③ anuria　　　　　　　　　　④ bacteriuria

⑤ hematuria

정답 ④

27 배뇨하는 동안에 방광과 요도를 X-ray 촬영하는 방법은?

① KUB　　　　　　　　　　② retrograde pyelogram

③ ultrasonography　　　　　　④ VCUG

⑤ IVP

정답 ④

28 소변에 공기가 있는 상태를 무엇이라고 하는가?

① pneumaturia　　　　　　　② pyuria

③ anuria　　　　　　　　　　④ bacteriuria

⑤ hematuria

해설 • 기뇨증은 소변에 공기가 있는 상태이다.

정답 ①

29 1일간의 배뇨 총량이 증가하지는 않는 상태에서 자주 배뇨하는 것은?

① urinary frequency　　　　　② anuria

③ polyuria　　　　　　　　　④ oliguria

⑤ urgency

해설 • 빈뇨는 1일간의 배뇨 총량이 증가하지는 않는 상태에서 자주 배뇨하는 것이다.

정답 ①

30 소변에서 백혈구가 검출되며 고름이 나오는 현상을 무엇이라고 하는가?

① ketonuria   ② pyuria

③ anuria   ④ bacteriuria

⑤ hematuria

해설 • 농뇨증은 소변에서 백혈구가 검출되며 고름이 나오는 것이다.

정답 ②

31 신장이 아래쪽으로 처진 것을 무엇이라고 하는가?

① ureterolithiasis   ② cystocele

③ nephroptosis   ④ nephrocalcinosis

⑤ nephromegaly

해설 • 신하수증은 신장이 아래로 처진 것이다.

정답 ③

32 요관에 돌이 통과하게 되어 급격하고 참기 어려운 통증이 있는 상태는?

① ureteral stenosis   ② hydroureter

③ ureteral colic   ④ ureterectasis

⑤ nephrosclerosis

해설 • 요관결석 산통은 요관에 돌이 통과하게 하면서 생기는 통증이다.

정답 ③

33 당뇨병 환자에게 흔한 증상으로 소변 형성이 많이 되어 배설이 증가되는 현상은?

① glycosuria   ② pyuria

③ bacteriuria   ④ hematuria

⑤ diuresis

해설 • 소변 배출이 빈도나 양이 증가하는 것을 이뇨라고 한다.

정답 ⑤

34 소변의 배설이 안되며 100cc 이하로 배설이 되며 이 상태가 지속되면 요독증을 일으킬 수 있는 상태는?

① ketonuria　　　　　　　　　② pyuria

③ anuria　　　　　　　　　　　④ bacteriuria

⑤ hematuria

> **해설** • 무뇨증은 소변 생성이 잘 안되고 100cc 이하로 배설이 된다.
>
> **정답** ③

35 nephroblastoma의 동의어로 올바른 것은?

① renal cell carcinoma　　　　② Wilm's tumor

③ hypernephroma　　　　　　　④ bladder cancer

⑤ nephromegaly

> **정답** ②

36 diuresis의 동의어로 올바른 것은?

① pyuria　　　　　　　　　　　② anuria

③ oliguria　　　　　　　　　　④ polyuria

⑤ urgency

> **정답** ④

37 사구체의 모세혈관에 문제가 생겨서 상피세포의 퇴행성 변화로 edema, proteinuria, hypoalbuminemia 증상을 가지는 질환은?

① renal vein thrombosis　　　　② nephrotic syndrome

③ renal failure　　　　　　　　④ renal infarction

⑤ renovascular hypertension

> **해설** • 신증후군은 상피 세포의 퇴행으로 인하여 발생한다.
>
> **정답** ②

38 scanty urine의 동의어로 올바른 것은?

① pyuria   ② anuria

③ oliguria   ④ polyuria

⑤ urgency

정답 ③

39 urethropexy로 치료를 할 수 있는 증상은?

① strangury   ② urinary incontinence

③ enuresis   ④ stress urinary incontinence

⑤ nocturia

정답 ④

40 소변을 눌 때마다 일어나는 통증을 느끼는 배뇨는?

① urinary frequency   ② dysuria

③ anuria   ④ oliguria

⑤ urgency

정답 ②

41 bed wetting의 동의어로 올바른 것은?

① strangury   ② urinary incontinence

③ enuresis   ④ stress urinary incontinence

⑤ nocturia

정답 ③

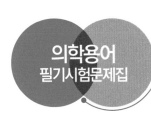
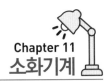
    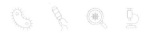
01 담석 제거를 위해 총담관을 절개하는 수술은?

① cholelithotripsy ② colostomy

③ cholecystostomy ④ choledocholithotomy

⑤ choledochogastrostomy

 • 담석 제거를 위해 총담관을 절개하는 수술은 총담관결석절개술이다.

정답 ④

02 아구창을 동반하는 구내염은?

① edentia ② canker sore

③ gangrenous stomatitis ④ vincent's angina

⑤ cold sore

해설 • 아프타성 구내염은 아구창 궤양을 동반한다.

정답 ②

03 위에서 분비되는 산이 점막층을 손상시켜서 음식을 먹으면 통증이 감소되는 질병은?

① duodenal ulcer ② pylorospasm

③ gastritis ④ gastric acidosis

⑤ gastic ulcer

해설 • 위궤양 위에 산이 많이 분비되어 궤양이 일어난 것이다.

정답 ⑤

04 입천장의 앞부분을 무엇이라고 하는가?

① soft palate　　　　② hard palate

③ pharynx　　　　　④ rugae

⑤ uvula

정답 ②

05 cleft lip의 결함을 외과적으로 성형하는 수술은?

① cheilorrhaphy　　　② cheiloplasty

③ sialoadenectomy　　④ staphylorraphy

⑤ uvulectomy

해설 · 구순열을 성형하는 것은 입술성형술
정답 ②

06 음식물을 삼키는 것은 (　　)이고 음식물을 씹는 것은 (　　)이다. (　　)안에 들어갈 용어는?

① deglutition, mastication　　② segmenting, mastication

③ swallowing, peristalsis　　④ deglutition, peristalsis

⑤ emulsification, deglutition

정답 ①

07 주로 어린이에게 많이 발생하며 구강 점막의 칸디다증 감염으로 발생하는 것은?

① thrush　　　　　② parotitis

③ glossitis　　　　④ glossodynia

⑤ xerostomia

해설 · 아구창은 어린이에게 주로 발생하며 구강 점막의 칸디다증, 진균의 감염으로 발생한다.
정답 ①

08 대변을 보고나서 다시 보고 싶은 느낌을 무엇이라고 하는가?

① hematochezia　　　　　　　② irritable bowel syndrome

③ tenesmus　　　　　　　　　④ fecal incontinence

⑤ melena

해설 · 뒤무직은 대변을 보고나서 다시 보고 싶은 느낌을 의미한다.

정답 ③

09 위에서 산이 과다 분비되어 역류로 인하여 가슴이 쓰라린 증상을 무엇이라고 하는가?

① odynophagia　　　　　　　② pyrosis

③ esophagela varces　　　　　④ esophagitis

⑤ achalasia

정답 ②

10 위장관계의 부속기관이 아닌 것은?

① liver　　　　　　　　　　　② gallbladder

③ pancrease　　　　　　　　　④ salivary gland

⑤ kidney

해설 · 신장은 비뇨기계에 속한다.

정답 ⑤

11 혀뿌리 부위가 화끈거리고 얼얼한 느낌이나 압박을 받는 통증을 호소하는 것을 무엇이라고 하는가?

① glossitis　　　　　　　　　② glosscele

③ macrocheilia　　　　　　　④ macroglossia

⑤ glossodynia

해설 · 혀 통증은 혀뿌리 부위가 화끈거리고 얼얼한 느낌이나 압박을 받는 통증을 호소하는 것을 의미한다.

정답 ⑤

12 십이지장에 발생하는 췌장의 비베타세포에서 발생하는 내분비 종양을 무엇이라고 하는가?

① Zollinger-Ellison Syndrome ② Meckel's diverticulum

③ colorectal cancer ④ Crohn's disease

⑤ pancreas cancer

 ①

13 다음 간의 기능에 대한 내용이 틀린 것은?

① 혈액응고기전에 관여하는 물질을 생산한다.
② 담즙을 생산한다.
③ 해독작용을 한다.
④ 혈액량을 조절한다.
⑤ 복부좌상부에 위치한다.

 ⑤

14 coloenteritis와 동의어로 올바른 것은?

① ileocolitis ② enterocolitis

③ diverticulitis ④ enteritis

⑤ megacolon

 ②

15 위산을 중화시키는 약은?

① antibiotics ② antacid

③ analgesics ④ laxative

⑤ antipyretics

 · 위산을 중화시키는 약은 제산제이다.
 ②

16 대변을 저장하고 배설하는 작용을 하는 곳은?

① rectum ② ascending colon

③ transverse colon ④ descending colon

⑤ sigmoid colon

정답 ①

17 혈액 속에 포도당 농도가 상승되어 있는 상태를 무엇이라고 하는가?

① hypoglycemia ② glycosuria

③ hypercholesterolemia ④ hyperglycemia

⑤ hypocholesterolemia

해설 • 고혈당증은 혈액 속에 포도당 농도가 병적으로 증가되어 있는 상태이다.
정답 ④

18 tongue tie 동의어로 알맞은 것은?

① aglossia ② stomatitis

③ hare lip ④ aptyalism

⑤ ankyloglossia

정답 ⑤

19 다음의 내용이 틀린 것은?

① 대장은 수분을 흡수하고 배변작용을 한다.
② 대장에서 역연동운동과 팽기수축을 한다.
③ 소장에서 융모운동과 연동운동을 한다.
④ 위장에서 위액을 분비하여 위액과 혼합을 한다.
⑤ 대장에서 탄수화물과 단백질을 분해한다.

정답 ⑤

20 주로 40세 이후에 발생하며 식도 괄약근의 압력이 높아져 음식물 섭취시 식도의 연동운동이 잘 안되어 음식물이 식도에 머물르게 되어 연하곤란, 음식물 역류 등의 증상을 초래하는 질환은?

① odynophagia   ② pyrosis   ③ esophagela varces

④ esophagitis   ⑤ achalasia

해설 • 이완불능증은 식도의 괄약근의 문제로 연동운동이 원활하지 못한 질환이다.
정답 ⑤

21 배속에서 가스 또는 액체의 내용물이 통과하므로 인하여 생기는 소리를 무엇이라고 하는가?

① flatus   ② eructation   ③ bulimia

④ cachexia   ⑤ borborygmus

해설 • 복명은 배속에서 가스 또는 액체의 내용물이 통과하므로 인하여 생기는 소리이다.
정답 ⑤

22 radical pancreatoduodenectomy의 동의어로 올바른 것은?

① Whipple's operation   ② Kraske's operation

③ enterostomy   ④ Jelk's operation

⑤ colocolostomy

정답 ①

23 지방의 소화촉진이 되도록 우리 체내에 흡수되도록 하는 것은?

① digestion   ② deglutition

③ absorption   ④ enamel

⑤ mastication

해설 • 지방이 소화촉진 되도록 하는 것을 유화라고 한다.
정답 ②

24 총담관에 돌이 생기는 것은?

① choledocholithiasis　　　　② cholecystitis

③ cholangitis　　　　④ cholelithiasis

⑤ cystolithiasis

해설 · 총담관결석증은 총담관에 돌이 생기는 것이다.
정답 ①

25 귀밑샘, 턱밑샘, 혀밑샘에 염증이 생긴 것은?

① aptyalism　　　　② sialadenitis

③ cheilitis　　　　④ tonsilitis

⑤ ankyloglossia

해설 · 침샘염은 타액선의 염증이다.
정답 ②

26 regional enteritis의 동의어로 올바른 것은?

① congenital megacolon　　　　② cholelithiasis

③ malabsorption syndrome　　　　④ epidemic parotitis

⑤ Crohn's disease

정답 ⑤

27 치아가 썩은 상태를 무엇이라고 하는가?

① hutchinson's teeth　　　　② odontalgia

③ dental caries　　　　④ oligodontia

⑤ ulorrhagia

해설 · 치아우식증은 치아가 썩은 상태이다.
정답 ③

28 음식이 넘어가는 통로이기도 하면서 호흡을 위한 공기가 넘어가는 통로인 곳은?

① tonsil   ② larynx

③ soft palate   ④ hard palate

⑤ pharynx

정답 ⑤

29 구개수를 절제해 주는 수술은?

① cheilorrhaphy   ② cheiloplasty

③ sialoadenectomy   ④ staphylorraphy

⑤ uvulectomy

정답 ⑤

30 pyloromyotomy로 치료할 수 있는 질병은?

① dumping syndrome   ② gastroptosis

③ pyloric stenosis   ④ hematemesis

⑤ gastroduodenitis

해설 • 유문협착증에 대하여 유문근육절개술을 한다.

정답 ③

31 항문 외부를 덮는 피부 아래에 있는 정맥이 부풀어서 생긴 덩어리가 돌출되거나 출혈이 되는 현상을 무엇이라고 하는가?

① hemorrhoid   ② rectal varices

③ hernia   ④ fistula

⑤ rectalgia

해설 • 치질은 항문 외부를 덮는 피부 아래에 있는 정맥이 부풀어서 생긴 덩어리가 돌출되거나 출혈이 되는 현상이다.

정답 ①

32 Kraske's operation을 시행하는 진단명은?

① hepatoma
② gastric cancer
③ esophageal cancer
④ colon cancer
⑤ rectal cancer

 ⑤

33 복부 내장을 싸고 있는 장막을 무엇이라고 하는가?

① cardiac
② fundus
③ pylorus
④ omentum
⑤ peritoneum

해설 • 복막은 복부 내의 각 장기를 싸고 있다.
정답 ⑤

34 목젖의 염증을 무엇이라고 하는가?

① glossitis
② sore tongue
③ macrocheilia
④ uvulitis
⑤ macrostomia

해설 • 목젖의 염증을 구개수염이라고 한다.
정답 ④

35 대장에 만성적인 염증으로 혈액, 농이 함유된 많은 양의 설사를 하는 만성 재발성 질환으로 대변급박감, 뒤무직 및 복통을 일으키는 질환은 무엇인가?

① ulcerative colitis
② ileocolitis
③ diverticulitis
④ Meckel's diverticulum
⑤ enteritis

해설 • 궤양성 결장염은 만성 재발성 질환이다.
정답 ①

36 혀를 부착시켜 주는 점막벽을 무엇이라고 하는가?

① uvula ② fauces ③ frenulum

④ tonsil ⑤ gum

해설 • 혀를 부착시켜 주는 것은 설소대이다.
정답 ③

37 stomatitis의 동의어로 올바른 것은?

① edentia ② canker sore

③ gangrenous stomatitis ④ Vincent's angina

⑤ cold sore

해설
정답 ④

38 복강 내에 장기나 혈관의 파열에 의해서 복강내 출혈이 생긴 상태를 무엇이라고 하는가?

① pyrosis ② hemophilia

③ hemoptysis ④ hemoperitoneum

⑤ hematemesis

해설 • 혈액복강은 복강 내에 출혈이 일어난 것이다.
정답 ④

39 균의 감염이 원인이 되어 점액혈변, 복통, 설사를 포함하는 대변을 동반하는 결장의 염증은 무엇인가?

① diarrhea ② dysentery

③ hemorrhoid ④ Crohn's disease

⑤ steatorrhea

해설 • 이질은 세균 등의 감염으로 인한 결장에 염증을 발생시킨다.
정답 ②

40 다음 음식물을 섭취했을 때 통로를 올바르게 나열한 것은?

① mouth - duodenum - ileum - ascending colon - rectum - anus

② mouth - oral cavity - pharynx - esophagus - stomach - small intestine - large intestine - anus

③ mouth - oral cavity - esophagus - pharynx - stomach - small intestine - large intestine - anus

④ mouth - oral cavity - pharynx - esophagus - stomach - large intestine - small intestine - anus

⑤ mouth - pharynx - oral cavity - esophagus - stomach - small intestine - large intestine - anus

정답 ②

41 장관이 꼬인 상태를 의미하는 것은?

① volvulus ② strangulation

③ hernia ④ intussusception

⑤ polyposis

해설 • 창자꼬임증은 장관이 뒤틀리거나 서로 꼬이는 질병이다.
정답 ①

42 위암 환자의 위의 통증을 제거하기 위해 미주 신경을 절단해주는 수술은?

① ectocolostomy ② rhytidorrhaphy

③ vagotomy ④ glossotomy

⑤ celiotomy

해설 • 위의 통증을 제거하기 위해 미주신경을 전달해주는 수술은 미주신경 전달술이다.
정답 ③

43 치관의 표면에 둘러싼 가장 외부에 구성되어 있는 층은?

① dentin

② gum

③ cementum

④ enamel

⑤ dental pulp

정답 ④

44 간이 비정상적으로 커진 상태를 무엇이라고 하는가?

① hepatocholangitis

② hepatocyte

③ hepatoblastoma

④ hepatotoxicity

⑤ hepatomegaly

해설 • 간비대는 간이 비정상적으로 커진 상태이다.

정답 ⑤

45 주로 소아에서 발생하며 회맹판에서 호발하며 장의 한 부분이 다른 부분으로 중첩된 상태는?

① volvulus

② strangulation

③ hernia

④ intussusception

⑤ polyposis

해설 • 장중첩증은 장이 인접한 부분으로 말려들어가는 것이다.

정답 ④

46 침샘 중 하나로 가장 크고 외이도 전 하방에 있으면서 이 부위에 염증이 생기면 생식기에 영향을 주는 타액선은?

① submandibular gland

② sublingual gland

③ parotid gland

④ submasxillary gland

⑤ thyroid gland

해설 • 이하선에 염증이 생기면 생식기에 영향을 준다.

정답 ③

47 비타민 부족으로 입술에 생기는 증상은?

① cheilosis　　　　　　　　② cleft lip

③ synchilia　　　　　　　　④ cleft palate

⑤ palatitis

해설 • 구순증은 비타민 부족으로 생길 수 있다.

정답 ①

48 소장의 염증을 무엇이라고 하는가?

① ulcerative colitis　　　　② ileocolitis

③ diverticulitis　　　　　　④ Meckel's diverticulum

⑤ enteritis

해설 • 장염은 소장에 국한 된 염증으로 장의 점막이나 근층에 생긴다.

정답 ⑤

49 다음 중 타액선과 타액 분비관의 연결이 올바른 것은?

가. parotid gland - Stensen's duct

나. submandibular gland - Wharton's duct

다. submacillary gland - Wharton's duct

라. sublingual gland - Battholin's duct

마. submandibular - Stensen's duct

① 가, 나, 다　　　　　　　② 가, 나, 라

③ 나, 다, 라　　　　　　　④ 다, 라, 마

⑤ 가, 다, 마

정답 ②

50 위와 장 사이에 인위적으로 통로를 외과적으로 만들어주는 것은?

① gastroplasty ② gastroenterostomy

③ pyloroplasty ④ vagotomy

⑤ gastropexy

> **해설** · 위장문합술은 위와 장 사이에 인위적 통로를 외과적으로 만들어주는 것이다.
> **정답** ②

51 대변에 지방이 변에 섞여 나오는 것을 의미하는 것은?

① hematochezia ② melena

③ steatorrhea ④ hemorrhage

⑤ hematuria

> **해설** · 지방변은 대변 중 지방이 존재하는 것이다.
> **정답** ③

52 위에서 십이지장까지 연결되는 곳은?

① cardiac ② fundus

③ pylorus ④ omentum

⑤ peritoneum

> **해설** · 유문은 위에서 십이지장까지 연결되는 곳이다.
> **정답** ③

53 위 점막의 위축 결과 위 안에 염산이 부족한 것을 의미하는 것은?

① achalasia ② aphagia

③ achlohydria ④ anorexia

⑤ colic

> **해설** · 무위산증은 위내 염산이 부족한 것이다.
> **정답** ③

54 위의 일부가 식도와 횡격막을 통과하는 구멍을 통해 가슴 공간으로 빠져나간 상태를 무엇이라고 하는가?

① femoral hernia   ② inguinal hernia

③ ventral hernia   ④ abdominal hernia

⑤ hiatal hernia

해설 · 열공탈장은 횡격막으로 위의 일부가 빠져나온 것이다.
정답 ⑤

55 위에서 다른 장기를 연장되는 복막의 주름을 무엇이라고 하는가?

① cardiac   ② fundus

③ pylorus   ④ omentum

⑤ peritoneum

해설 · 대망은 위와 다른 장기를 연결한다.
정답 ④

56 설소대단축증을 치료하는 수술은?

① glossectomy   ② glossorrhaphy

③ sialolithotomy   ④ glossotomy

⑤ ptyalectasis

해설 · 설소대단축증을 치료하는 수술은 허절개술이다.
정답 ④

57 ampulla of vater가 있는 소화기관은 무엇인가?

① duodenum   ② stomach

③ spleen   ④ pancreas

⑤ cecum

정답 ①

58 하부 위장관에서 출혈이 있는 경우 혈액이 섞인 검은 분변을 무엇이라고 하는가?

① hematochezia   ② steatorrhea

③ constipation   ④ melena

⑤ flatus

> **해설** · 혈변은 하부 위장관에서 출혈이 있는 경우 혈액이 섞인 검은 분변을 의미한다.
> **정답** ④

59 vermiform appendix가 있는 곳은?

① duodenum   ② stomach

③ spleen   ④ pancreas

⑤ cecum

> **정답** ⑤

60 부분적 위절제한 환자에게서 음식을 먹은 후에 일어나는 증후군은?

① Dumping syndrome   ② gastroptosis

③ pyloric stenosis   ④ hematemesis

⑤ gastroduodenitis

> **해설** · 덤핑증후군은 부분위절제술 환자에서 메스꺼움, 현기증, 발한의 증상을 나타낸다.
> **정답** ①

61 ileus의 동의어로 올바른 것은?

① ulcerative colitis   ② diverticulitis

③ intestinal obstruction   ④ enterocolitis

⑤ enteritis

> **정답** ③

62 right lower quadrant에 있는 장기가 아닌 것은?

① cecum ② ascending colon

③ spleen ④ ascending colon

⑤ right ovary

해설 ▸ • 비장은 좌상부에 있다.
정답 ▸ ③

63 혈액 중 빌리루빈의 과다축척으로 피부나 공막 등의 색이 노랗게 변하는 상태를 무엇이라고 하는가?

① cholestasis ② jaundice

③ dysentery ④ steatorrhea

⑤ hypoglycemia

해설 ▸ • 황달은 혈액 중 빌리루빈 양이 증가한 상태이다.
정답 ▸ ②

64 환절기 때 많이 생기며 과로가 원인으로 편도가 부어서 생기는 염증은?

① aptyalism ② sialadenitis

③ cheilitis ④ tonsilitis

⑤ ankyloglossia

해설 ▸ • 편도염은 입천장 편도의 염증이다.
정답 ▸ ④

65 입 천장이 선천적으로 갈라진 기형은?

① cheilosis ② cleft lip

③ synchilia ④ cleft palate

⑤ palatitis

해설 ▸ • 구개열은 입 천장이 선천적으로 갈라진 기형이다.
정답 ▸ ④

66 harelip 동의어로 올바른 것은?

① cheilosis   ② cleft lip

③ synchilia   ④ cleft palate

⑤ palatitis

정답 ②

67 eructation과 동의어로 올바른 것은?

① hallucination   ② constipation

③ flatus   ④ belching

⑤ micturition

정답 ④

68 입안에서 악취가 나는 증상은 무엇인가?

① stomatitis   ② edentia

③ halitosis   ④ cheilitis

⑤ glossodynia

해설 · 구취는 입안에서 악취가 나는 것이다.
정답 ③

Global-Medical Record Education

Global-Medical Record Education

보건의료정보관리사 시험 12월 05일   D-58

모든사람을 소중하게 생각하는 GMRedu
행복한 미래의 문을 여러분과 함께 열어갑니다.

≫ 무료상담신청

샘플강의 | GMR 갤러리 | GMR 소식

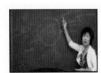

Medical Education
GMRedu 샘플강의를
들으실 수 있는 공간입니다.
자세히 보기 ›

GMRedu **합격수기** ▶   GMRedu **수험후기** ▶

공지사항	MORE
• 2020년 국시원 원서접수...	2020.09.01
• 수강생들의 실무와 질병...	2020.08.04
• 2020년 국시문제집	2020.07.14
• 수강생들의 의무기록 실...	2020.07.11
• 수강생들의 질병분류,암...	2020.06.24
• 코로나-19 한국표준질병...	2020.05.08
• 수강생들의 암등록 문의...	2020.05.05
• 의료법 동영상	2020.04.28
• 수강생들의 질병분류 질...	2020.04.24
• 대학교 인증에 대하여 ...	2020.01.16

공지사항 (수강생전용)	MORE
• 실무와 질병분류 질문과...	2020.08.04
• 의무기록실무 질문모음입...	2020.07.11
• 의료행위질문모음	2020.06.24
• 실무 질문모음1	2020.06.24
• 암등록 질문모음 2	2020.06.24
• 질병분류 세번째...	2020.05.08
• 코로나-19 한국표준질병...	2020.05.08
• 암등록 질문모음 1	2020.05.05
• 수강생들의 질병분류 두...	2020.05.05
• 수강생들의 질병분류 첫...	2020.04.24

동국대학교병원 dongguk university hospital

DONGSUNG PHARMACEUTICALS

연세대학교 의과대학 YONSEI UNIVERSITY COLLEGE OF MEDICINE

고려대학교의료원 KOREA UNIVERSITY MEDICAL CENTER

GMRedu
Global-Medical Record Education

GMRedu 소개 | 교육안내 | 수강신청 | 사이버모의고사 | 고객상담 | 회원전용 | 나의공간

about GMRedu
Global-Medical Record Education

모든사람을 소중하게 생각하는 GMRedu
행복한 미래의 문을 여러분과 함께 열어갑니다.

GMRedu 소개

GMRedu vision

GMRedu 전문인

GMRedu 교육내용

GMRedu 오시는 길

GMRedu **합격수기** ▶

GMRedu **수험후기** ▶

참! 좋은 은행
IBK기업은행
예금주 : 지엠알에듀(주)
488-052145-011-013

상담전화
070-4335-1358

HOME ﹥ GMRedu소개 ﹥ GMRedu오시는 길

﹅GMRedu 오시는 길

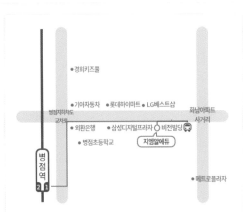

경희키즈풀

기아자동차 • 롯데하이마트 • LG베스트샵

병점지하철도 교차도

외환은행 • 삼성디지털프라자 ○ 비전빌딩

병점초등학교 • [지엠알에듀]

화남아파트 사거리

• 메트로플라자

병점역 2 1

지하철 이용
🚇 1호선 병점역
- 1번 출구 도보 10분

버스 이용
🚌 시내버스 : 5-1, 7, 8, 34, 34-1, 710
- 병점화남아파트앞

시외버스 : 1550-1, 8501
- 병점화남아파트앞

마을버스 : 11-2, 11-3, 27, 27-2,
35, 35-2, 55
- 병점화남아파트앞

지엠알에듀
경기도 화성시 효행로 990 비전월드 빌딩 107호
Tel : 070-4335-1358 FAX : 02-3143-0321

김 정 임

- 연세대학교 보건과학과 학사
- 연세대학교 보건대학원 보건행정과 석사
- 1999~2011년 ㈜메디컬익스프레스 총괄이사 역임
- 2011~2018년 ㈜신장기술연구소 대표이사

- 2012년 이지리서치 연구소장
- 2006년 ~ 現 겸임교수 역임
- 現 대한병원코디네이터 이사
- 現 의무기록사 학원 지엠알에듀 원장

[주요 경력]

- 1994년 OCS 기획 및 출시
- 1995년 ~ 2000년 GIS Project 기획 & 설계(도시철도공사, 한국전력, 하나로통신)
- 1999년 인체 해부, 신약, 유전 프로젝트
- 2000년 처방전달시스템 기획 및 설계
- ASP EMR DoctorsChart 기획, 설계 및 출시
- 신장내과 ASP EMR DoctorsChart system 기획, 설계 및 출시
- 2002년 일본 동경의학박람회 EMR Chart 기획 및 설계(일본수가 적용)
- ASP EMR DoctorsChart을 이용한 청구교육(한국 EDI 산업협회)
- 타니타 체지방 비만 Body Manager 기획, 설계 및 출시
- 2006년 의무기록사 학원 지엠알에듀(www.GMRedu.co.kr) 기획 및 운영
- 2010년 국제학술대회 "The Utilization of waste seashell for H2S removal" 발표
- "혈액투석환자에서 건강관련 삶의 질과 임상적 요인사이의 연관성 연구" 발표
- 2012년 기업 및 개인 리서치 이지리서치(www.easyresearch.co.kr) 기획 및 운영
- 2013년 가장쉬운 해부병리학 출간(군자출판사)
- 2014년~2019년 의무기록사 실전모의고사 문제집 출간(군자출판사)
- 2014년 질병 분류 출간(군자출판사)
- 2020년 보건의료정보관리사 문제집(군자출판사)
- 2020년 10월 25일 보건의료정보관리학 문제집(한올출판사)
- 2021년 5월 15일 질병분류 필기시험 문제집(한올출판사)

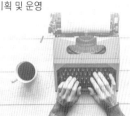

의학용어 문제집

초판 1쇄 인쇄   2021년 6월 20일
초판 1쇄 발행   2021년 6월 25일

저　　자　　김 정 임
펴낸이　　　임 수 재
펴낸곳　　　(주)한올출판사
등　　록　　제11 - 403호
주　　소　　서울시 마포구 모래내로 83(성산동 한올빌딩 3층)
전　　화　　(02) 376 - 4298(대표)
팩　　스　　(02) 302 - 8073
홈페이지　　www.hanol.co.kr
e - 메일　　hanol@hanol.co.kr
ISBN　　　979-11-6647-089-9

의학용어
필기시험문제집